LA DANZA CIRCADIANA

LA DANZA CIRCADIANA

Dra. Giovanna Muscogiuri

Escucha el ritmo de tu cuerpo para
recuperar energía, dormir bien
y volver a estar en forma

Traducción de
Estela Peña Molatore

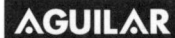

Papel certificado por el Forest Stewardship Council®

MIXTO
Papel | Apoyando la
silvicultura responsable
FSC® C117695
FSC
www.fsc.org

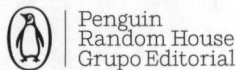

Penguin
Random House
Grupo Editorial

Título original: *La danza circadiana*

Primera edición: septiembre de 2025

© 2024, Giovanna Muscogiuri
© 2024, Mondadori Libri S.p.A., Milano
© 2025, Penguin Random House Grupo Editorial, S. A. de C. V.
Blvd. Miguel de Cervantes Saavedra núm. 301, 1er piso, colonia Granada,
alcaldía Miguel Hidalgo, C. P. 11520, Ciudad de México
© 2025, Penguin Random House Grupo Editorial, S. A. U.
Travessera de Gràcia, 47-49. 08021 Barcelona
© 2025, Estela Peña Molatore, por la traducción

Printed in Spain – Impreso en España

ISBN: 978-84-03-52602-0
Depósito legal: B-12.008-2025

Impreso en Black Print CPI Ibérica
Sant Andreu de la Barca (Barcelona)

AG26020

A Vincenzo, Francesco y Martina,
por enseñarme a bailar al ritmo del amor

ÍNDICE

TERCERA PARTE

SUEÑO Y CRONOTIPOS EN LAS DISTINTAS FASES DE LA VIDA

INTRODUCCIÓN

La mala noticia es que el tiempo vuela.
La buena noticia es que tú eres el piloto.
MICHAEL ALTSHULER

Es la una en punto de una fresca noche de primavera de hace unos años. Vincenzo me da pataditas en la tripa y yo miro al techo una vez más con los ojos como platos, víctima de otra noche de insomnio. Mientras practico sin éxito todos los métodos y trucos que conozco para volver a dormir (desde contar ovejas hasta imaginar paisajes relajantes o el sonido de las olas del mar de fondo), de repente me doy cuenta, con total claridad, de que algo está pasando en mi cuerpo. Y no me refiero solo a la creciente barriga o a la nueva vida que, semana tras semana, cada vez toma más forma dentro de mí. Me refiero a una transformación aún más radical, si es posible, que ha terminado por poner en jaque algunas características y hábitos que en el pasado eran absolutamente esenciales para mí.

Debes saber que siempre he sido la clásica persona a la que le gusta levantarse temprano por la mañana y acostarse pronto por la noche. ¿Sabes esos chicos que se divierten los sábados por la noche en la discoteca y luego acaban en la playa con sus amigos, disfrutando de la última copa o de un cruasán recién horneado? Pues no van para nada conmigo. Creo que nunca he ido a un *after* en mi vida, ni siquiera cuando era estudiante universitaria: vivía con la cabeza metida entre los libros (¡una situación bastante frecuente en la facultad de Medicina, te lo aseguro!), mi despertador nunca sonaba más tarde de las siete de la mañana y, después de cenar, mis libros quedaban bien cerrados sobre el escritorio mientras yo estaba a punto de deslizarme felizmente en los brazos de Morfeo.

Dado que el número de veces que he trasnochado de verdad se puede contar con los dedos de una mano —también porque, a partir de cierta hora, mis párpados se niegan en redondo a permanecer abiertos—, se comprenderá perfectamente por qué esta nueva versión de mí misma despierta como un grillo a mitad de la noche me dejó un tanto perpleja. Más aún si tengo en cuenta que, en aquella época, incluso el sonido del despertador por la mañana tenía efectos completamente distintos a los habituales. Cada vez con más frecuencia volvía a dormirme una, dos, incluso tres veces, mientras que antes era la primera en saltar de la cama y correr a la cocina para tener una cita diaria con la leche, el café, el pan y la mermelada. Debes saber que el desayuno siempre ha sido un placer indispensable para mí, tanto en los días ajetreados como en los más tranquilos y pausados del fin de semana o las vacaciones, cuando por fin puedo dedicarme con calma a lo que de verdad me hace sentir bien… el desayuno por encima de todo. Y en cambio, justo durante este periodo tan delicado del embarazo, en el que hay que bajar el ritmo y dedicarse más tiempo a una misma y al propio bienestar psicofísico, me veía obligada a salir corriendo al trabajo cada vez más a menudo, habiéndome saltado ese momento tan importante para mí.

Como investigadora, unos cambios tan notables en mi cuerpo y en mi relación con el día y la noche no podían dejarme indiferente. Algo estaba pasando… pero ¿qué? Como siempre ocurre cuando surgen preguntas, cada uno busca las respuestas utilizando las herramientas que tiene a su alcance. En mi caso, me volqué sobre mi amadísima Ciencia y, sobre todo, en una rama concreta, esa a la que he dedicado la mayor parte de mis investigaciones y estudios: la endocrinología; es decir, la rama que se ocupa del estudio de las glándulas y las hormonas.

Pero ¿qué son exactamente las hormonas? ¿Y cómo afectan a nuestro ritmo de sueño y vigilia? Lo veremos con detalle en la primera parte de este libro. De momento, diremos que, cuando decides hacer una cosa en lugar de otra, lo que te impulsa no es en realidad tu voluntad. O mejor dicho: detrás de esa inclinación concreta que te hace elegir la opción A en lugar de la B está siempre el trabajo de tus hormonas. Las hormonas son actores invisibles que, junto con los neurotransmisores, influyen en todos los aspectos de nuestra vida cotidiana y de nuestra actividad cerebral, interviniendo en nuestras relaciones con los demás y con el mundo exterior, sin que seamos conscientes de ello. Las hormonas nos hacen sentir una sincronía particular hacia otro ser humano, hacen que nos enamoremos, nos dicen cuándo y qué comer, guían nuestras elecciones, dirigen nuestros gustos y preferencias. Por eso es tan importante conocer el papel de las hormonas en nuestro organismo. Como veremos en profundidad en la segunda parte del libro, saber cómo influyen en nuestras acciones y actividades puede facilitarnos mucho la vida.

Al estar familiarizada con el estudio de las hormonas, no tardé en darme cuenta de que probablemente también estaban detrás de esos cambios evidentes en las manecillas de mi reloj biológico.

> Todos tenemos un reloj interno que regula
> el ritmo de sueño-vigilia y establece la mejor
> hora del día para realizar una determinada
> actividad.

La sede de este "reloj", que en el ámbito científico se denomina reloj maestro, se encuentra en el hipotálamo, una glándula situada en el cerebro. El reloj está formado por muchas neuronas, células diminutas del sistema nervioso que regulan el ciclo de sueño-vigilia enviando al cuerpo información que le hace comprender cuándo es el momento de "abrir" y "cerrar" los ojos. El mecanismo es circular, porque son los propios ojos —en cuya retina residen los fotorreceptores, células nerviosas que responden a las variaciones de luz y sombra, y mandan estas señales al cerebro a través del nervio óptico— los que informan a las neuronas (que están perennemente a oscuras, encerradas en nuestro cráneo) sobre la alternancia del día y de la noche (y les sugieren así el mejor momento para despertarse o irse a dormir).

Sin embargo, el reloj maestro no es el único reloj que hay en nuestro cuerpo. De hecho, podríamos decir que cada órgano tiene su propio reloj que regula su funcionamiento y le indica cuándo debe permanecer despierto y en plena actividad y cuándo es el momento de descansar. Me doy cuenta de que, descrito en estos términos, el organismo se puede parecer a la casa del Sombrerero Loco de *Alicia en el País de las Maravillas*, donde decenas de relojes marcan incesantemente distintas horas, pero lo cierto es que el reloj maestro que antes mencionábamos sincroniza a su ritmo todos los demás relojes de nuestro cuerpo.

Volviendo al discurso inicial (y a las noches de insomnio del embarazo), si mi ritmo de sueño-vigilia había cambiado de forma tan drástica, algo debía de haberle pasado a mi reloj maestro y, muy probablemente, el culpable era Vincenzo, quien, todavía calentito en mi tripa, se divertía cambiando las manecillas de mi reloj, lo cual tenía un efecto no muy agradable que digamos. La sensación que tenía cada mañana al despertarme era similar a la del *jet lag*, que yo conocía muy bien. De hecho, durante mis años como endocrinóloga, pasé un tiempo en San Antonio, Texas, investigando sobre el metabolismo. Y fueron los viajes entre Italia y Estados Unidos los que me hicieron cada vez más consciente de la presencia de un reloj en mi cuerpo cuyas campanadas producen un pesado eco en todo mi organismo. Un ruido ensordecedor en sus efectos, pero muy difícil de descodificar y comprender del todo.

Fue el embarazo lo que puso en marcha mi espíritu de investigadora y me impulsó a emprender un nuevo viaje que, nacido de la simple curiosidad, continúa hasta hoy, experimentando constantes giros, por supuesto, pero sorprendiéndome cada día con paisajes que me dejan sin aliento. Sí, porque el mundo de los relojes biológicos y los ritmos circadianos ejerce una fascinación innegable, ya que cada nuevo descubrimiento es como la pieza de un rompecabezas que por sí sola resulta insignificante, pero que colocada en el lugar adecuado de pronto revela su profundo significado.

El embarazo me impulsó a interesarme por el funcionamiento y las características del reloj que siempre había sospechado tener, al tiempo que me reveló lo precisa que es la Madre Naturaleza en sus tareas y que nunca deja nada al azar. Porque, ¿qué es el embarazo sino un campo de pruebas para lo que viene después, es decir, la maternidad? ¿Qué es sino el periodo en que aprendemos a conocer a otro ser humano que pronto pondrá nuestra vida patas arriba, regalándonos una experiencia integral y reduciendo drásticamente nuestras horas de sueño?

Eso es: el embarazo no es más que una de las herramientas que utiliza la Madre Naturaleza para preservar la especie. Conoces el dicho "Quien duerme no pesca", ¿verdad? Y una madre no solo tiene que "pescar peces" (¡esa sería una tarea fácil!), también tiene que estar constantemente alerta y preparada para satisfacer las demandas de los cuidados del recién nacido. Precisamente para ayudarle a realizar esta tarea lo mejor posible, durante el embarazo el organismo de la mujer prepara el equipo hormonal que la futura madre necesitará para mover las manecillas de su reloj y gestionar sus despertares nocturnos y las horas de amamantar.

Trataremos este tema con más detalle en la tercera parte del libro. Por ahora, basta decir que fueron las noches en vela durante el embarazo las que me prepararon para las posteriores batallas con los pañales, la leche y las comidas del bebé. Al mismo tiempo, sin embargo, hicieron que surgiera mi pasión por los cronotipos, actitudes personales que influyen en todos los aspectos de nuestra vida cotidiana, desde cuándo nos levantamos hasta cuándo nos sentamos a comer, desde cuándo nos acostamos hasta la hora a la que preferimos realizar determinadas actividades. Estas actitudes se deben a una complejísima interacción de hormonas, genes, neurotransmisores, nutrición, estilo de vida y mucho más.

¿Quieres un ejemplo práctico de cómo la genética también interviene para determinar las actividades diarias que realizamos en función de nuestro ritmo circadiano? Un estudio realizado por un grupo de investigadores españoles intentó determinar si la hora a la que decidimos desayunar, comer o cenar tiene alguna predisposición genética. Para ello, los investigadores reclutaron a 53 parejas de gemelos, a los que pidieron que anotaran durante siete días la hora exacta a la que realizaban sus comidas y... ¡sorpresa! Los investigadores descubrieron que había cierto grado de coincidencia en las horas de comida anotadas por cada gemelo en relación con su contraparte.

Esto no es más que una mínima prueba de la influencia que tiene la genética en nuestras actividades circadianas, pero —si te ha entusiasmado la historia— debes saber que terminarás este libro con aún más preguntas y curiosidad de las que tienes ahora, porque el mundo de los ritmos circadianos y todo lo relacionado con ellos aún está inexplorado en gran parte.

Así que mochila al hombro... más bien... reloj en la muñeca ¡y arrancamos!

PRIMERA PARTE

RELOJES BIOLÓGICOS Y RITMOS CIRCADIANOS

1. RITMOS CIRCADIANOS

¿Qué son los ritmos circadianos?

Puede que te cueste imaginarlo, pero nuestro organismo está constantemente inmerso en una danza eterna. Cada día, de hecho, nos arrulla un ritmo que no percibimos con los oídos, sino a través de los ojos. Este ritmo endógeno, que podríamos llamar "la danza de la luz", está determinado por la alternancia entre el sueño y la vigilia y dura 24 horas. Es, por tanto, un ritmo largo, sobre todo si lo comparamos con otros ritmos cortos de nuestro organismo (como la respiración o los latidos del corazón).

Pero —te preguntarás— ¿cómo lleva el organismo la cuenta del tiempo? Pues bien, dado que para la mayoría de los seres humanos la alternancia sueño-vigilia va de la mano de la que existe entre el día y la noche, no es de extrañar que los principales DJ sean los movimientos de la Tierra. Al girar sobre sí mismo, de hecho, nuestro planeta desencadena la transición continua del día a la noche e influye directamente en los ritmos biológicos, también llamados ritmos circadianos (del latín *circa dies*, "casi un día"). Estos permiten a los organismos vivos adaptarse a las variaciones cíclicas del entorno provocadas por la rotación de la Tierra sobre su eje (alternancia día/noche) y alrededor del Sol (sucesión de las estaciones), regulando su fisiología, metabolismo y comportamiento.

El interés del hombre por los ritmos circadianos tiene orígenes muy antiguos. El primero en darse cuenta de su existencia fue Andróstenes de Tasos, quien, en el año 300 a. C., observó que las flores del tamarindo se abren durante el día y se cierran por la noche. Más tarde, Plinio el Viejo también observó que la gran mayoría de las plantas abre y cierra sus flores aproximadamente a la misma hora del día.

Sin embargo, el experimento decisivo que marca el verdadero inicio de la cronobiología (es decir, la rama de la ciencia que estudia los fenómenos periódicos cíclicos de los organismos vivos y su adaptación a los factores ambientales, en primer lugar, la alternancia del día y la noche) es el del astrónomo francés Jean-Jacques d'Ortous de Mairan. En 1729, este científico centró su atención en otra flor: la *Mimosa pudica*, una planta que también tiene hojas que se abren durante el día y se cierran por la noche. De Mairan decidió realizar un experimento sencillo pero decisivo para establecer si la apertura y el cierre de las hojas están o no determinados por la luz solar. Para ello, encerró la mimosa en un armario, privándola de la alternancia de luz y oscuridad y... ¡sorpresa! La planta siguió cerrando y abriendo sus hojas como si nada. De Mairan se dio cuenta entonces de que:

los organismos vivos tienen su propio reloj biológico intrínseco, independiente de las variaciones ambientales externas, y la luz y la oscuridad no son más que los "relojeros" que sincronizan este ritmo endógeno con el de la rotación terrestre.

En los años cincuenta, el biólogo alemán Franz Halberg añadió una pieza muy importante a estos estudios, al advertir que determinadas funciones de nuestro organismo alcanzan un pico máximo y un pico mínimo a lo largo del día. Esto significa, como veremos más adelante, que cada una de nuestras acciones tiene un impacto diferente según el momento del día en que la realizamos (es decir, según la fase del ritmo circadiano en que nos encontremos). Se ha demostrado, por ejemplo, que la hora del día en la que se administra quimioterapia puede influir en su eficacia y sus efectos secundarios precisamente porque afecta a las células en distintos momentos de su ritmo circadiano (de ahí el origen del término *cronoterapia*).

En los años sesenta se descubrió que no solo las plantas y los animales siguen un ritmo circadiano, sino, ¡escucha!, ¡escucha!, también las bacterias y otros organismos unicelulares. Las investigaciones sobre este tema continuaron con resultados asombrosos, que incluso llevaron a concederles el Premio Nobel de Medicina y Fisiología de 2017 a Jeffrey C. Hall, Michael Rosbash y Michael W. Young, quienes, analizando el interior de las células de la mosca común de la fruta, lograron descubrir los mecanismos moleculares que subyacen al ritmo circadiano.

Cómo funcionan los ritmos circadianos

Después de esta inmersión en la historia, volvamos al futuro… no, ¡al presente! ¿Te acuerdas del reloj "jefazo", el reloj maestro que mencionamos en la introducción? Está situado en una pequeña región del hipotálamo llamada núcleo supraquias-mático, que tiene aferentes retinianos procedentes del ojo, ca-paces de mantener el ritmo circadiano endógeno sincronizado con los ritmos circadianos del entorno. En otras palabras, la retina —gracias a ciertas células que contienen un pigmento fotosensible, la melanopsina— percibe las variaciones de luz durante el día, lo que permite al reloj maestro permanecer sincronizado con el tiempo de rotación de la Tierra.

La información relacionada con la luz, una vez que lle-ga al hipotálamo, continúa en dirección a otra región del cerebro, la glándula pineal, donde se sintetiza la melatonina. La melatonina es una hormona cuyos niveles en la sangre contribuyen a transmitir las señales horarias del reloj maes-tro al organismo y cuya síntesis es inhibida por la luz. Esto significa que los niveles de melatonina endógena (la que pro-duce el cuerpo, para distinguirla de la exógena que se vende en farmacias para conciliar el sueño) son bajos cuando el en-torno está iluminado y altos cuando está oscuro.

Desde el núcleo supraquiasmático se envían "mensa-jes" al tálamo y al cuerpo encefálico, que a su vez controlan y sincronizan con el reloj maestro tanto los ritmos del cerebro como los del resto del cuerpo. Dada la importancia del nú-cleo supraquiasmático, no es de extrañar que todas las per-sonas con lesiones en esta zona sufran alteraciones reales en sus ritmos internos (desde el sueño-vigilia hasta el que regula las actividades de alimentarse y beber). Sin embargo, como ya he mencionado antes, el reloj maestro no es el único que existe en nuestro cuerpo.

Cada tejido, célula y estructura subcelular tiene su propio "reloj molecular", determinado por una serie de proteínas codificadas por genes denominados clock genes o "genes reloj".

Estos relojes circadianos periféricos están regulados y sincronizados por la acción dominante del reloj maestro, pero también poseen cierta autonomía debido a su capacidad para interpretar señales moleculares y "metabólicas" locales. Una de ellas es sin duda la ingesta de alimentos, cuya hora influye directamente en el reloj periférico de órganos como el hígado, el páncreas y el intestino, desvinculándolo del reloj maestro, que en cambio permanece estrictamente sincronizado con los ciclos de luz/oscuridad. Además, estudios recientes parecen sugerir que los relojes periféricos también son capaces de enviar señales al reloj central e influir de algún modo en su funcionamiento.

Recapitulando, un sistema biológico circadiano suele estar formado por tres componentes básicos y distintos:

» una o varias entradas o *input*: señales exógenas que relacionan el reloj biológico endógeno con su entorno geofísico (por ejemplo, alternancias luz/oscuridad, día/noche percibidas por la retina);

» el reloj biológico: un oscilador autónomo endógeno situado en el interior de cada célula;

» una o varias salidas o *output*: cambios en el comportamiento celular, tisular, orgánico y del organismo en función de la periodicidad biológica del oscilador (por ejemplo, el ritmo de actividad/descanso, el ritmo de ingesta de alimentos, la producción de diferentes hormonas, los cambios diarios de la temperatura corporal, etcétera).

Hormonas y ritmo circadiano

Como mencioné en la introducción, mi experiencia como endocrinóloga me llevó a interesarme por el papel de las hormonas en los ritmos circadianos. Si bien es el núcleo supraquiasmático (asistido por relojes secundarios) lo que marca el ritmo general de nuestro organismo, las hormonas indican a los distintos órganos y sistemas que es el momento de realizar una determinada actividad. Los estudios han demostrado que varias hormonas (entre ellas las gonadales, la prolactina, las tiroideas y la del crecimiento) presentan verdaderas fluctuaciones diarias. Esto significa que nuestra vida cotidiana es como una serie de sesiones fotográficas en las que el rompecabezas hormonal cambia constantemente, haciéndonos parecer bellos e intrigantes a los ojos de nuestro metabolismo en algunos momentos del día, y en pijama y pantuflas en otros.

> Podemos pensar en las hormonas como en los miembros de una orquesta: cada uno tiene la tarea de tocar un instrumento concreto en el momento adecuado... ¡y más vale que sea así!

El que marca la pauta es, sin duda, el cortisol. Producido por las glándulas suprarrenales, ubicadas, por supuesto, en los riñones, el cortisol alcanza su punto máximo entre las siete y las ocho de la mañana. En otras palabras, es el responsable de sacarnos de la cama, y luego va disminuyendo a lo largo del día hasta que alcanza sus valores mínimos hacia la medianoche. El cortisol modula la expresión de los genes reloj en el hígado, el riñón y el tejido adiposo. El *jet lag* y la desincronización del sueño elevan los niveles de cortisol en el cuerpo humano, lo que a largo plazo puede predisponer a la aparición de diversas enfermedades, como las cardiometabólicas, los trastornos del sueño y del estado de ánimo y hasta los tumores.

Antes de hablarte de otra hormona igualmente importante en la regulación de los ritmos circadianos, me gustaría recordarte la película de fantasía de 1985 *Lady Halcón*, dirigida por Richard Donner. Si no la has visto, se trata de una película que juega con la copresencia de los opuestos, en la que un malvado prelado, al darse cuenta de los sentimientos entre el antiguo capitán de la guardia Etienne Navarre y la bella Isabeau d'Anjou, hace un pacto con Satanás para impedir su unión, condenándola a ella a ser halcón de día y a él a ser lobo de noche. De este modo, los amantes no pueden encontrarse en forma humana, salvo por un breve instante cuando cae la oscuridad y sale el sol. Y esto es más o menos lo que ocurre entre el cortisol y la melatonina.

> También conocida como la "hormona del sueño", la melatonina es producida por la glándula pineal y su secreción aumenta al caer la tarde, justo cuando se reduce la del cortisol.

Ambas hormonas, por lo tanto, están destinadas a no encontrarse nunca, al igual que Isabeau y Navarre.

Existen otras hormonas, denominadas *nutrients-sensitive* (sensibles a los nutrientes), cuya secreción se ve estimulada por la ingesta de alimentos. Entre ellas se encuentran la insulina, la leptina, la grelina y la adiponectina, que muestran una ciclicidad diaria en su secreción.

La insulina es una hormona que desempeña un papel fundamental en el metabolismo porque abre las puertas de esas "alacenas" situadas en los músculos, el hígado y el tejido adiposo para hacernos guardar lo que hemos comido y puede servirnos como fuente de energía durante los momentos de ayuno. En el organismo humano, la insulina se segrega en respuesta al consumo de alimentos y tiene su propio ritmo circadiano, que alcanza su punto máximo hacia las cinco de la tarde y el mínimo cerca de las cuatro de la mañana.

Otra hormona sensible a los nutrientes es la grelina, producida por el estómago, la cual aumenta cuando estamos en ayunas, de modo que estimula el apetito, y disminuye cuando estamos saciados. Se ha descubierto que esta hormona, que en apariencia no tiene nada que ver con el ritmo circadiano, también desempeña un papel importante en la regulación de los genes reloj. Por tanto, sus alteraciones pueden determinar la ingesta excesiva de calorías y la obesidad.

La adiponectina, por su parte, es una hormona producida por el tejido adiposo, con un ritmo circadiano propio que alcanza su punto máximo entre las 12 y las dos de la tarde. Es una hormona con poderes insulino-sensibilizantes y antiinflamatorios. Gracias a algunos estudios realizados en animales, también se ha descubierto que a su vez desempeña un papel en los ritmos circadianos. Los ratones que padecían síndrome metabólico y tenían niveles bajos de adiponectina mostraron una actividad reducida del ritmo circadiano y una expresión alterada de los genes implicados en la regulación del ritmo circadiano en el hígado y los músculos. Una vez restablecidos los valores normales de adiponectina, los ratones pudieron reanudar su actividad locomotora circadiana normal.

Por último, la leptina —también segregada por el tejido adiposo— es una hormona que me gusta llamar "la reina de la saciedad". Alcanza su máximo por la noche y actúa sobre los centros del apetito en el hipotálamo, desencadenando señales de saciedad. Si comemos una dieta rica en grasas, la leptina aumenta sus niveles, enviándonos señales nutricionales para que nos detengamos. Además, esta hormona desempeña un papel muy importante en la regulación de los genes reloj.

2. ALTERACIONES DEL RITMO CIRCADIANO

Ya vimos que el tiempo representa una dimensión fundamental para todos los seres vivos. En el ser humano, influye en un gran número de acciones y funciones corporales voluntarias e involuntarias: desde la regulación de la temperatura interna hasta la presión sanguínea, desde los flujos hormonales hasta el aprendizaje, desde el metabolismo hasta la gestión de la energía.

Nuestros antepasados organizaban sus días basándose en su reloj interno y sus ritmos circadianos. Se levantaban al amanecer, pasaban la mayor parte del tiempo al aire libre y se iban a dormir al anochecer.

Irónicamente, la evolución trajo consigo un progreso social que acabó boicoteando la perfección de nuestros relojes internos.

Los acontecimientos que han tenido efectos más perjudiciales sobre nuestros ritmos biológicos son, en esencia, dos. El primero fue la introducción de la electricidad, la cual convirtió la noche en una especie de opción, alejando cada vez más el final de la jornada laboral y la hora de cenar y acostarse. La gente empezó a pasar menos tiempo al aire libre, a la luz del sol, y más tiempo en interiores. El progreso tecnológico y la invención de ordenadores, tabletas y teléfonos inteligentes han terminado por sumirnos en un crepúsculo perene. El segundo acontecimiento fue la revolución del transporte. Primero la difusión de los automóviles y después de los aviones hizo posible recorrer enormes distancias en muy poco tiempo. Se hizo posible atravesar muchas zonas horarias en pocas horas, pero lo cierto es que nuestro reloj interno no puede seguir el mismo ritmo.

Estos dos hechos han terminado por provocar una especie de desajuste temporal entre las necesidades reales de nuestro organismo y el llamado "ritmo social" impuesto por el mundo exterior, con consecuencias devastadoras para nuestro bienestar físico, mental y emocional (trastornos del estado de ánimo, tumores, cardiopatías, diabetes, obesidad, insomnio, estrés, envejecimiento prematuro, etcétera).

Pero veamos ahora juntos algunas situaciones bastante comunes (¿apostamos a que tú también has experimentado al menos una de ellas?) que afectan a nuestro reloj interno, alterándolo durante periodos de tiempo más o menos largos.

Cambio de huso horario y *jet lag*

Los husos horarios siempre me han fascinado. Cuando era pequeña, me divertía haciendo girar el globo terráqueo bajo mi dedo y soñaba con saltar de un huso horario a otro a la misma velocidad que mi dedo índice. Por eso me gusta imaginar los husos horarios no solo como una convención artificial establecida por los seres humanos para facilitarse la vida, sino como el ritmo de una carrera alrededor del Sol: una carrera que ve, al mismo tiempo, diferentes países en distintos puntos de un camino eterno que se regenera día a día.

Si esta es mi visión romántica de los husos horarios, veamos ahora con más detalle en qué consisten. Los husos horarios son 24 zonas horarias que dividen el globo terrestre en sentido longitudinal, adoptando —por razones sociales, comerciales y legales— un horario estándar único, que corresponde a la hora solar media del meridiano central que atraviesa la propia franja, denominada "hora civil". Dentro de cada zona horaria, la hora solar y la hora civil coinciden solo en el meridiano central, mientras que divergen a medida que uno se aleja de él hacia el este o el oeste.

Pero ¿cómo se cuentan los husos horarios? ¿Quién crees que pudo ser el primero en izar la bandera del huso horario *number one*? Ya te he dado una pista… ellos, por supuesto, ¡los ingleses! En efecto, el meridiano central de referencia es el de Greenwich, en el Reino Unido, al que convencionalmente se le asigna una longitud de cero. Sin duda has leído GMT +1, GMT +2 y así sucesivamente. Estas siglas corresponden a la hora media de Greenwich (*Greenwich Mean Time*). Sin embargo, es una lástima que los primeros en traicionar esta convención universal sean los británicos, que sincronizan sus relojes con el meridiano de Greenwich +1.

Y no solo eso: Greenwich también ostentará el meridiano cero, pero el huso horario de referencia para calcular todos los demás husos horarios es en realidad el Tiempo Universal Coordinado (*Coordinated Universal Time*, UTC), basado en mediciones con relojes atómicos. La hora de cada huso horario difiere más o menos en una hora respecto de los husos horarios adyacentes. Rara vez, sin embargo, los husos horarios corresponden perfectamente a los de la definición estricta porque a menudo, por razones sociales y políticas, se tiende a adoptar la misma hora civil dentro de una misma nación o área geográfica, aunque sea muy extensa o esté fragmentada. Por si fuera poco, algunos países se desvían del Tiempo Universal Coordinado 30 o 45 minutos y no una hora completa. ¿Cuál es la moraleja de la historia? ¡Actualmente hay 39 husos horarios en la Tierra!

La adopción de una única hora civil dentro de un mismo huso horario hace que no se respeten en todas partes las variaciones ambientales cíclicas provocadas por el paso del día a la noche (y viceversa). Esto implica que una gran parte de la población sufre una desincronización entre su reloj biológico, sincronizado con la hora solar (o sea, con la luz del Sol), y el reloj impuesto por la hora civil. En otras palabras, dentro de un mismo huso horario las personas tienden a ir al colegio o al trabajo a la misma hora, sin importar la hora solar real del lugar en donde se encuentran, lo que tiene importantes consecuencias en el tiempo que dedican a dormir.

Si te encanta viajar y alguna vez has volado de una zona horaria a otra, sin duda habrás experimentado una sensación de malestar conocida como *jet lag*, *travel fatigue* o fatiga del viajero, cuyos síntomas son tanto más intensos y desagradables cuanto mayor es el número de zonas horarias atravesadas. Personalmente, recuerdo con claridad la primera vez que viajé a Estados Unidos como residente de endocrinología. Apenas me bajé del avión, tuve una sensación nueva: me sentía desorientada y no sabía si quería dormir o quedarme despierta. El *jet lag* es consecuencia del desajuste entre la hora dictada por nuestro reloj circadiano, que sigue sincronizado en el ciclo luz/oscuridad y vigilia/sueño del lugar de partida, y la hora civil del lugar de llegada. Los principales síntomas son el insomnio, la somnolencia diurna, la dificultad para concentrarse y la fatiga, así como posibles trastornos gastrointestinales, debido a que consumimos alimentos a una hora en la que nuestro organismo, que sigue ajustado a la hora del lugar de partida, no está preparado para recibirlos.

Para los que viajan hacia el este (y que, por tanto, acaban acostándose a una hora más temprana de lo que dicta su reloj circadiano), las mayores dificultades se refieren a conciliar el sueño y dormir toda la noche, lo que puede ser en verdad muy molesto. En cambio, para los que viajan hacia el oeste, la noche subjetiva precede a la noche local, lo que provoca somnolencia por la tarde y noche y un despertar precoz por la mañana.

En general, los síntomas tienden a ser algo más desagradables y duraderos cuando se viaja hacia el este, porque el ser humano tiende por naturaleza a retrasar progresivamente las horas de levantarse y despertarse. Sin embargo, hay personas para las que, por el contrario, es más fácil adaptarse a los nuevos horarios después de un viaje hacia el este que después de uno hacia el oeste. Las diferencias dependen de diversos factores, como la edad, la duración media habitual de sueño nocturno y el llamado "cronotipo" que, como veremos más adelante, es la tendencia más o menos acusada de un individuo a ser vespertino (en este caso, hablamos de un cronotipo búho) o matutino (cronotipo alondra).

Sin embargo, en ambos casos, los síntomas del *jet lag* tienden a remitir hasta desaparecer cuando nuestro reloj interno se sincroniza con el día y la noche del lugar de llegada. Generalmente, esto tarda un número de días casi igual a la cantidad de husos horarios atravesados, pero depende mucho del tiempo que pasemos a la luz, sobre todo natural. Por eso es tan importante, aunque resulte agotador, esforzarse desde el principio por adoptar horarios de sueño y vigilia propios del lugar donde uno se encuentra.

Estrategias para minimizar los efectos del *jet lag*

Apégate a tu ritmo circadiano al máximo en los días previos a tu partida y evita la privación de sueño.

Si viajas hacia el este (por ejemplo, de Estados Unidos a Europa), adelanta un poco la hora de acostarte los días previos al viaje, exponte a la luz por la mañana después de despertar y, a la inversa, reduce la exposición a la luz a partir de la puesta de sol (por ejemplo, usa gafas de sol). Una ayuda adicional para facilitar la conciliación del sueño por la noche puede ser la ingesta de suplementos de melatonina por la noche.

Si viajas hacia el oeste (por ejemplo, de Europa a Estados Unidos), intenta acostarte una hora más tarde las noches previas a la partida, exponerte a la luz durante la tarde y evitarla por la mañana.

Si el vuelo es nocturno, intenta descansar y dormir durante el trayecto, haciendo uso —si eso te sirve— de los antifaces y tapones para los oídos que proporcionan las compañías aéreas.

Si el vuelo es diurno, intenta mantenerte despierto o, si es posible, haz siestas cortas de no más de 15 o 20 minutos. De este modo te será más fácil adaptarte a los nuevos horarios de sueño y vigilia.

Opta por los vuelos directos en lugar de aquellos que tienen varias escalas.

Antes y durante el vuelo bebe mucha agua para combatir la deshidratación.

Evita el alcohol y la cafeína, ya que tienen un efecto negativo tanto en el sueño como en la hidratación.

Pasar del horario de verano al de invierno

Otro acontecimiento que influye en nuestros ritmos circadianos dos veces al año es el cambio del horario de verano al de invierno, y viceversa.

Introducido por primera vez en Italia en 1916 y aplicado definitivamente en 1966, el horario de verano es una medida adoptada para fomentar el ahorro energético. En la actualidad, entra en vigor a partir del último domingo de marzo hasta el último domingo de octubre, según un calendario que se utiliza en la mayoría de los países europeos (excepto Islandia y Bielorrusia). En los últimos años se ha debatido mucho sobre la conveniencia o no de mantener el horario de verano, tratando de evaluar los costes y beneficios, tanto en términos sociales y económicos como de salud y bienestar físico.

No obstante, cabe mencionar que, si bien adelantar o retrasar las agujas de nuestros relojes un par de veces al año no es un procedimiento tan complicado, no ocurre lo mismo con nuestros relojes internos, que —dos veces al año— se desincronizan de golpe. Cuando entra en vigor el horario de verano, nuestro ritmo circadiano sigue funcionando como si nada, sincronizándose con el ciclo luz/oscuridad. En cambio, el reloj social nos obliga a vivir, de hecho, como si estuviéramos en el huso horario inmediato hacia el este. Además, la noche en que entra en vigor el horario de verano, acabamos durmiendo una hora menos, acumulando una deuda de sueño que no se limita a un día, porque tiene efectos mucho más duraderos.

Como vimos con anterioridad, la melatonina es la hormona del sueño, que se sintetiza para favorecer el sueño cuando oscurece. Con el cambio de la hora estándar al horario de verano, el sol sale más tarde y esto dificulta "mandar a la meme" a la melatonina y despertarnos. Por la noche, en cambio, la luz dura más y nuestro organismo ya no entiende cuándo tiene que pulsar el botón de "encendido" para descansar. Por tanto, tendemos a irnos a dormir a la hora que dicta nuestro reloj circadiano —sincronizado con los amaneceres y atardeceres del lugar donde vivimos—, es decir, aproximadamente una hora más tarde que en el nuevo horario civil. Pero al mismo tiempo nos vemos obligados a levantarnos una hora antes por la mañana de lo que sugeriría nuestro reloj circadiano, con el fin de cumplir con los compromisos laborales o escolares dictados por el nuevo horario. El resultado es una reducción del número total de horas de sueño.

Algunas personas necesitan hasta tres semanas para superar estos pequeños desfases horarios a los que nos sometemos dos veces al año. El organismo se vuelve tan loco que modifica sus estrategias para pasar el tiempo.

Un grupo de investigadores estadounidenses ha demostrado que, precisamente en relación con los cambios de horario, se pierde más tiempo en el ocio cibernético, es decir, llenamos este malestar del ritmo circadiano pasando el tiempo en YouTube o Facebook. Y, por si fuera poco, esta pequeña diferencia horaria también puede alterar y afectar nuestro rendimiento.

Una investigación estadounidense descubrió que, en Indiana, los estudiantes que adelantaban las manecillas del reloj eran los que sacaban un 2 % menos en el examen SAT de ingreso a la universidad. El día que entraba en vigor el horario de verano también se asoció a un mayor riesgo de accidentes de tráfico y laborales, e incluso a un mayor riesgo de infarto en personas vulnerables. Por último, un estudio realizado en Australia descubrió un aumento de suicidios en las primeras semanas del horario de verano, y en las posteriores a la vuelta al horario estándar.

> Hasta un pequeño cambio en los ritmos cronobiológicos puede producir efectos muy importantes, sobre todo en las personas más vulnerables.

¿Qué pasaría si, como proponen algunos países europeos, el horario de verano se convirtiera en permanente? Esto se traduciría, por decirlo de forma sencilla, en 12 meses de desincronización entre el reloj social y el reloj circadiano. También hay que tener en cuenta que, con una hora más de oscuridad por la mañana en los meses de invierno, nuestro organismo se vería obligado a "ponerse en marcha" para ir a la escuela o al trabajo a una hora en la que nada en el entorno externo sugiere que el día haya comenzado realmente. Sobra decir que esto podría provocar fácilmente un nuevo aumento de los accidentes de tráfico y laborales, así como un deterioro significativo del rendimiento laboral y escolar. Desde un punto de vista puramente biológico, por tanto, tendría más sentido optar por un régimen permanente de horario de invierno mucho más cercano a nuestro reloj circadiano.

Trabajo por turnos

Otra circunstancia que puede crear problemas en nuestro organismo es cuando se disocia de forma artificial el ritmo circadiano del ritmo día/noche. Hablamos del trabajo por turnos y nocturno, que se ha generalizado en muchos sectores (desde el de la salud al del transporte, pasando por la industria manufacturera o la industria hotelera y restaurantera), con el fin de aumentar la productividad y la competitividad. En el mundo industrializado, se calcula que alrededor de un tercio de la población trabaja por turnos y aproximadamente una quinta parte también lo hace por la noche.

Diversos estudios han demostrado que el trabajo por turnos —y el trabajo nocturno en particular— interfiere en la salud y la calidad de vida a varios niveles: físico, mental y social. En primer lugar, es importante subrayar que no es posible "adaptarse" o "acostumbrarse" al trabajo por turnos. Esto se debe a que, como hemos visto antes, nuestro ritmo circadiano está sincronizado con el ciclo ambiental de 24 horas por las señales luminosas naturales del exterior y, en menor medida, por los horarios de las comidas, la actividad física y las interacciones sociales. Por lo tanto, está claro que el trabajo por turnos hace casi imposible sincronizar nuestro reloj circadiano con el entorno, lo que provoca síntomas que, en conjunto, son muy similares a los del *jet lag* y, en consecuencia, incluyen malestar, fatiga, somnolencia, insomnio, trastornos digestivos, disminución del estado de alerta y del rendimiento físico y mental.

Además de estas dolencias, que afectan a las personas en su vida cotidiana, el trabajo por turnos también se asocia a una mayor incidencia de ciertas enfermedades con efectos a medio y largo plazos, como un mayor riesgo cardiovascular y una mayor incidencia de determinados tumores. Este último aspecto se ha traducido en disposiciones legales en algunos países. En Dinamarca, 38 enfermeras que habían trabajado a turnos durante más de 20 años y desarrollaron tumores de mama recibieron una indemnización.

Por si fuera poco, casi todos los trabajadores por turnos y nocturnos sufren trastornos del sueño, debido precisamente al conflicto irresoluble entre el reloj social (en este caso dominado por el horario laboral), el reloj solar y el reloj circadiano. Por lo anterior, la Clasificación Internacional de los Trastornos del Sueño (International Classification of Sleep Disorders) incluyó oficialmente hace unos años el síndrome del trabajador por turnos entre los trastornos del sueño. También es necesario destacar que unos niveles reducidos de atención y vigilancia durante la noche, en combinación con la privación de sueño y la fatiga, pueden disminuir la eficiencia laboral y aumentar la probabilidad de cometer errores y accidentes. No es casualidad que algunos de los accidentes laborales más graves de la historia se hayan producido por la noche, ya que la fatiga, el déficit de sueño y la alteración del ritmo circadiano pueden haber desempeñado un papel clave a la hora de determinar el "error humano" que los provocó.

La capacidad de los individuos para tolerar el trabajo por turnos depende de diversos factores personales, familiares y sociales, uno de los cuales es sin duda el cronotipo. De hecho, se ha comprobado que las personas madrugadoras acaban durmiendo mal cuando se someten a regímenes de turnos nocturnos, mientras que los vespertinos sufren más con los turnos matutinos, sobre todo cuando empiezan muy temprano. Por ello sería importante analizar el cronotipo de los trabajadores antes de decidir qué turno asignarles, para mejorar su calidad del sueño y su bienestar general.

Como la mayoría de los trabajadores por turnos muestra cierto grado de malestar e insatisfacción, además de trastornos y enfermedades de diverso tipo, conviene plantearse la adopción de una serie de medidas para reducir los efectos de este tipo de trabajo, que, a la larga, pueden ser perjudiciales. Entre ellas figuran, sin duda, limitar al máximo los turnos nocturnos, sobre todo si se reparten en varias noches consecutivas; preferir las rotaciones rápidas (de uno a tres días) a las lentas (semanales o más largas), y los turnos en el sentido de las manecillas del reloj a los contrahorarios; evitar los turnos matutinos de inicio muy temprano; fijar periodos de descanso adecuados; implicar a los trabajadores en la elección de los turnos, intentando que sean lo más variados posible para permitir la organización de actividades extralaborales (como unas vacaciones familiares o una salida con los amigos).

3. CRONOTIPOS

¡Hoy estoy escribiendo como una alondra! "Estás loca", dirás. "¿De qué estás hablando?". No tengas miedo, al final de este capítulo todo te quedará más claro. De momento, conténtate con saber que estos días me siento mucho más alondra de lo normal. Hace poco me enteré de que estoy esperando una niña (la tercera de la serie y la primera mujer) y la sorpresa llegó cuando empezaba a escribir este libro.

En mi experiencia personal, los dos embarazos anteriores también supusieron un importante impulso para mis investigaciones: el primer niño (Vincenzo) inició mis estudios sobre los ritmos circadianos, el segundo (Francesco) me llevó a profundizar en algunas de sus dinámicas. Vincenzo me hizo descubrir que yo también podía convertirme en búho si era necesario, mientras que Francesco me convirtió en búho durante todo el embarazo, enseñándome un concepto que puede resultar absurdo si no se experimenta de primera mano: el tiempo no tiene la misma duración percibida durante el día y durante la noche.

Quien padece insomnio lo sabrá muy bien, pero puedo asegurarte que el silencio de la noche tiende a ralentizar las manecillas del reloj hasta hacerlas avanzar a paso de tortuga, mientras que el ajetreo del día las hace correr a la velocidad del rayo. Para muchas personas la noche es aterradora porque, si aumenta la duración percibida de las horas nocturnas (sobre todo si las pasamos con los ojos bien abiertos), también se incrementa de forma inexorable el tiempo que pasamos inmersos en pensamientos negativos. Esos que, en otras palabras, nos ponen ansiosos o tristes, porque parecen no tener solución, y luego se deshacen como la nieve al primer rayo de sol. Esto es lo que me enseñó mi segundo embarazo, durante el cual Francesco, en mi tripa, parecía no querer dormir nunca. Y así estaba con las patadas, las volteretas, los saltos, y todo lo que se te ocurra.

Y ahora está llegando ella, la princesa (como nos gusta llamarla a mi marido y a mí). En un mundo teñido de azul, aquí está ella, extendiendo un pincel especial para recordarnos que "con el rosa se puede". Siempre me han gustado las niñas y soñaba con tener una. En estos días, mi mente divaga entre el trabajo, la escritura de este libro y la idea de ropa de bebé toda rosa, mientras que por la noche se entrega a un sueño reparador, como Dios manda. Lo más probable es que mi bebé haya absorbido los frutos de todas mis investigaciones sobre los ritmos circadianos y haya aprendido desde ahora cuándo es hora de dormir y cuándo de permanecer despierta. Por eso —a diferencia de mis embarazos anteriores— ahora por fin puedo descansar en paz (y espero poder hacerlo durante unos meses más, al menos hasta que mi panza empiece a limitar mis movimientos).

Mi sueño siempre ha sido profundo: aún recuerdo cuando, en 2009, hacía una especialidad en Roma y no me enteré del terremoto de L'Aquila. La gente se lanzó a las calles y las réplicas privaron a mis amigos de un sueño tranquilo durante varios meses, mientras yo seguía durmiendo como bebé. Sin embargo, durante el embarazo el sueño está destinado a cambiar de forma inexorable. Una hormona fantástica (¡está en el *top ten* de mis hormonas favoritas como endocrinóloga!), la progesterona, contribuye a los cambios en la fase REM (Rapid Eye Movement), que en el embarazo ocupa alrededor del 25 % del tiempo de sueño y se produce varias veces durante la noche. Dado que la fase REM es el momento en que soñamos, no es de extrañar que durante el embarazo los sueños, incluidas las pesadillas, sean más numerosos de lo habitual.

Pero volvamos al tema de las alondras. Si preguntara a qué hora prefieren ir a comer una pizza con los amigos, estoy segura de que algunos responderían que a la hora de comer, otros a primera hora del atardecer (digamos hacia las 19:30) y otros ya entrada la noche (hacia las 21:30/22:00). Simplificándolo mucho, podríamos decir que la respuesta depende del cronotipo. Para entender a qué cronotipo pertenecemos, basta con agrupar las respuestas espontáneas que damos a las preguntas sobre cuándo preferimos hacer una determinada actividad. En estas respuestas influyen diversos factores, como nuestra composición genética, la edad, el estado de salud, el entorno en el que vivimos, los alimentos que ingerimos, etcétera.

¿Búhos, alondras o colibríes?

Si queremos dar una definición algo más científica del cronotipo, podemos describirlo como la aptitud del individuo para realizar actividades cotidianas a una hora del día y no a otra. Más recientemente se ha introducido una evaluación cuantitativa del cronotipo, que consiste en calcular el *midsleep*, es decir, el punto medio entre la hora de inicio y la hora final del sueño. Se considera que el *midsleep* más confiable es el de los días libres, es decir, aquellos en los que la hora de levantarse no está influida por compromisos escolares o laborales.

En esencia existen dos cronotipos. Las alondras (de cronotipo matutino) son aquellas personas a las que les gusta despertarse al amanecer y acostarse pronto, poco después de la puesta de sol. Intentan realizar las actividades más exigentes y que requieren más tiempo en la primera parte del día, porque es ahí donde se concentra toda su energía. Los búhos (o individuos con un cronotipo vespertino), por el contrario, son aquellas personas que, cuando suena el despertador, se echan una almohada encima, que lloran cuando tienen que salir a rastras de debajo de las mantas, y para quienes la puesta de sol no tiene ningún significado, porque su jornada continuará durante varias horas más. A los búhos les encanta estar activos en la segunda mitad del día, porque es ahí donde se concentran todas sus energías mentales y físicas. También existe un cronotipo intermedio, el de los colibríes, para quienes realizar las actividades cotidianas en la primera o segunda mitad del día es indiferente. De hecho, los colibríes están bastante sincronizados con el ciclo día/noche del mundo exterior. Así, suelen despertarse hacia las siete de la mañana y dormirse hacia las 11 de la noche.

Si cada persona pertenece a un cronotipo bastante fácil de identificar, no es seguro que este cronotipo pueda observarse tan fácilmente en la vida cotidiana.

Vivimos en una sociedad que quiere que seamos perennemente productivos, desde que amanece hasta bien entrada la noche, forzándonos a ser alondras y búhos al mismo tiempo.

Por eso todos, más o menos, sufrimos *jet lag* social (véase el apartado de las págs 50-51).

A estas alturas, es probable que te estés preguntando a qué cronotipo perteneces y qué elementos lo determinan. Como ya dije antes, hay distintas variables en juego, pero quiero darte esperanzas ahora mismo: si descubres que eres un búho, ¡no desesperes! Siempre puedes hacer algo para convertirte en una alondra.

Hoy sabemos que los cronotipos dependen tanto de una predisposición genética como de factores ambientales. En cuanto al primer aspecto, se cree que los determinantes genéticos del cronotipo residen en los famosos genes reloj: por ello, los polimorfismos de estos genes podrían explicar no solo la interindividualidad de los cronotipos, sino también posibles diferencias de base étnica. Un estudio realizado en Gran Bretaña demostró que los británicos caucásicos tienen 1.4 veces más probabilidades de pertenecer a un cronotipo matutino que los británicos de piel negra. Ser hombre o mujer también parece tener un efecto importante en el cronotipo de pertenencia: por lo común, las mujeres suelen ser más alondras que los hombres y tienden a serlo aún más durante el embarazo. En este sentido, mi marido es una excepción, porque desde que lo conocí en la facultad de Medicina ¡ha sido una alondra por excelencia! Por lo tanto, se puede decir que siempre hemos estado "cronotípicamente" alineados, excepto cuando yo estaba "habitada" por Vincenzo y Francesco, y puedo asegurar que esto puede facilitar mucho ciertas dinámicas en la vida de una pareja. Los investigadores también han descubierto que el cronotipo tiene un fuerte componente hereditario (hasta el 50%). Por ejemplo, los gemelos monocigóticos (que comparten el mismo patrimonio genético) tienen cronotipos más parecidos que los gemelos heterocigóticos, que solo comparten parte de sus genes.

La influencia de la edad en el cronotipo

En la determinación del cronotipo, la edad desempeña un papel fundamental: los niños son prevalentemente alondras y se convierten en búhos durante la adolescencia. Esto ocurre por varias razones: la producción de melatonina se reduce y esto provoca un adelanto del reloj interno. Además, la mayor libertad para definir sus propios horarios, las salidas nocturnas y los contactos por internet con los amigos (junto con una mayor exposición a la luz por la noche debido a la televisión y otros dispositivos electrónicos) contribuyen a adelantar aún más sus relojes. Esta transformación parece todavía más notable en aquellos niños cuyos padres no supieron o no quisieron establecer una rutina de sueño. En otras palabras, animar a los niños pequeños a dormirse a una hora fija acorde con su ritmo circadiano podría resultar de crucial importancia para mantener este ritmo incluso con el paso de los años.

Pero las transformaciones no terminan allí. Alrededor de los 50 años, los humanos muestran una tendencia a volverse alondras de nuevo y a reducir la duración total del sueño. De ello se desprende que el cronotipo también se puede interpretar como un factor real de compensación que el organismo pone en práctica en las distintas etapas de la vida, con el fin de adaptarse a las actividades que ese momento específico requiere. ¿Te has preguntado alguna vez por qué en las fiestas los invitados de más edad tienden a acercarse a la puerta para irse a casa justo cuando los más jóvenes empiezan a divertirse? Esto no se debe tan solo a un mayor nivel de energía o entusiasmo. Lo que ocurre es que, en el grupo de los adultos, la hora de acostarse es, fisiológicamente, casi una hora antes que en el grupo de los más jóvenes.

Pero no se puede hablar de cronotipos sin volver a mencionar las hormonas (de hecho, como buena endocrinóloga, debería haberlo mencionado antes, *mea culpa!*). ¿Recuerdas cuando te hablé de una hormona llamada cortisol, que alcanza su pico máximo cuando nos despertamos y es la responsable de que nos levantemos de la cama? Pues bien, en los búhos este pico se alcanza un poco más tarde y de forma más suave que en las alondras.

La influencia del entorno y el contexto social en el cronotipo

Como ya he mencionado, el cronotipo es una realidad en extremo compleja, en la que también influye el entorno en el que vivimos.

> La alternancia de luz y oscuridad, los horarios de estudio y trabajo y las interacciones sociales son los principales condicionantes "ambientales" del cronotipo.

Un estudio demostró que los alemanes son en proporción más búhos que los habitantes de Eslovaquia y la India, del mismo modo que los adolescentes turcos son más alondras que sus coetáneos alemanes.

Además, incluso dentro de un mismo país, el cronotipo puede verse influido por el entorno (rural o urbano) donde se vive. De ahí que se pueda encontrar una composición similar de cronotipos en dos ciudades tan distintas como São Paulo y Londres. Esto ha llevado a los investigadores a pensar que, probablemente, no solo la luz determina la pertenencia a un cierto cronotipo, sino también el ritmo de vida, agitado y más sedentario en las ciudades, más tranquilo y, al mismo tiempo, activo en el campo.

En 2019 escribí un artículo científico titulado "The Lullaby of the Sun", o sea "La canción de cuna del Sol" (de vez en cuando, incluso en investigación, sale la madre que llevo dentro), en el que explicaba cómo la exposición al sol y la vitamina D influyen en la calidad del sueño. Junto con mi equipo de investigación, realicé un estudio para ver si esta "hormona amarilla" (¡me encanta llamarla así!) también podía desempeñar un papel en la determinación del cronotipo. ¿Y adivina qué? El estudio demostró que las personas con obesidad tenían niveles bajos de vitamina D y eran más propensas a ser búhos.

En nuestra sociedad, un factor que con frecuencia entra en conflicto con el cronotipo son los horarios escolares y laborales: levantarse temprano por la mañana puede ser muy agotador, en especial para los búhos que, obligados a vivir como alondras, acumulan una verdadera deuda de sueño y tienen que establecer una especie de "tiempo de recuperación" durante el fin de semana, permitiéndose un horario de sueño-vigilia más acorde con el cronotipo al que pertenecen.

En general, en nuestra cultura, las alondras suelen tener mejor reputación "social" que los búhos. Basta con que pienses en cuántas frases célebres o proverbios ensalzan las bondades de levantarse temprano por la mañana o empezar un negocio al amanecer (mencionaré solo uno: "Al que madruga, Dios lo ayuda"). Por no hablar de las biografías de los empresarios de más éxito. ¿Te has dado cuenta de que hay muchos relatos en los que la persona en cuestión se levantaba temprano por la mañana para salir a correr unos cuantos kilómetros? Después se daba un baño, se vestía, revisaba las noticias del periódico y, tras todo esto, era el primero en presentarse en la oficina, quizá para dar buen ejemplo a sus empleados. Esta herencia cultural tiene sin duda sus raíces en las economías agrarias, en las que determinadas actividades (por ejemplo, la ordeña del ganado) debían realizarse a primera hora de la mañana. En la Edad Media, los monjes consideraban el sueño un lujo pecaminoso y estimaban que madrugar para rezar era señal de especial devoción a Dios.

Sin embargo, para defender a los búhos, hay que decir que los investigadores aún no han podido demostrar que sean menos eficientes en el trabajo que las alondras. Al contrario, un estudio comparó los tiempos de reacción de las dos categorías durante las horas de trabajo clásicas de un día normal de oficina. Los resultados mostraron que en promedio las alondras tardan más en responder a una señal y su nivel de alerta tiende a descender a última hora de la tarde. En cambio, el rendimiento de búhos y colibríes suele ser mejor a las cinco de la tarde que a las nueve de la mañana. En otro estudio, el estado de alerta de las personas aumentó de la mañana a la tarde, pero —al llegar la noche— las alondras y los colibríes se volvieron menos alertas, mientras que los búhos siguieron mostrando cierto estado de alerta.

Hasta ahora he explicado qué son los cronotipos y qué factores los determinan, pero estoy segura de que te preguntarás cómo puedes saber a qué categoría perteneces. ¿Eres más búho, alondra o colibrí? Pues debes saber que hay varias formas de averiguar tu cronotipo. Lo más confiable, aunque también complejo y costoso, es el llamado "inicio de la secreción nocturna de melatonina" (*dim light melatonin onset*, DLMO, por sus siglas en inglés), que determina el inicio de la secreción de melatonina en condiciones de luz tenue y es el marcador de elección del ritmo circadiano, ya que no se ve influido por factores externos que interfieran. En síntesis: la melatonina es la hormona sintetizada por la glándula pineal, que sigue un ritmo circadiano modulado por los núcleos supraquiasmáticos y la exposición del ojo a la luz. En los individuos con un ritmo circadiano normal, la secreción de melatonina alcanza su máximo durante la noche. A lo largo del día, los niveles de melatonina se mantienen muy bajos, y aumentan hacia el atardecer, conforme disminuye la intensidad luminosa. Pero veamos en qué consiste la prueba: se toman cinco muestras de saliva de la persona a intervalos de aproximadamente una hora para evaluar la concentración de melatonina y determinar la DLMO, que en un ritmo circadiano normal se mide aproximadamente dos o tres horas antes de conciliar el sueño. Un desplazamiento temporal significativo de la DLMO indica una alteración del ritmo circadiano y una posible perturbación del sueño.

También existen métodos muy complejos basados en dos disciplinas llamadas metabolómica y transcriptómica (¡ah, qué palabrejas!), que se utilizan sobre todo con fines de investigación. Otro método de evaluación del cronotipo consiste en cuestionarios que, aunque menos precisos que los anteriores, tienen la ventaja de ser más sencillos de aplicar. El más empleado es el cuestionario de matutinidad-vespertinidad (*Morningness-Eveningness Questionnaire*, MEQ, por sus siglas en inglés) que está validado científicamente y sigue utilizándose mucho en diversos campos de investigación. Puedes hacer una breve pausa para responder al cuestionario que encontrarás al final del capítulo, y que te permitirá identificar tu cronotipo personal.

Vamos, anímate. Descubre si eres búho, alondra o colibrí.

¿Qué es el *jet lag* social?

El término *jet lag* social hace referencia a la alteración que se produce como consecuencia del contraste entre los horarios fisiológicos del organismo, determinados por el ritmo circadiano y la alternancia de luz y oscuridad, y los horarios dictados por la sociedad moderna (reloj social). El término se acuñó tras las investigaciones realizadas hace 15 años por un grupo de cronobiólogos alemanes, que analizaron los tiempos de sueño-vigilia de unos 5 000 individuos sanos de toda Alemania. Los resultados de esta investigación son muy interesantes, porque evidencian que en una muestra significativa de las personas examinadas los tiempos de sueño-vigilia, en los días que abarcan del viernes al lunes, remiten a lo que cabría esperar si las personas hubieran viajado hacia el oeste, pasando muchas zonas horarias el viernes y regresando a casa el lunes por la mañana.

No obstante, a diferencia del *jet lag* de viaje, el *jet lag* social no es una situación transitoria sino crónica, cuyos efectos se sienten sobre todo en los días laborables. El *jet lag* social puede calcularse como la media entre el sueño de los días libres y el de los días laborables. Si el sueño medio de los días libres es más tardío que el de los días laborables (es decir, si la gente se acuesta o se levanta más tarde los días libres que los laborables), el *jet lag* social es positivo. Por el contrario (es decir, si la persona se acuesta o se levanta más temprano en los días libres que los días laborables), el *jet lag* social tiene signo negativo. El *jet lag* positivo tiende a ser mucho más frecuente que el negativo, dada la mayor prevalencia de los cronotipos vespertinos en nuestra sociedad.

Los efectos que el *jet lag* social puede tener sobre la salud son muchos y claramente no muy positivos: van desde la privación de sueño hasta un mayor riesgo de sobrepeso y obesidad, pasando por un mayor consumo de alcohol y tabaco.

Cuestionario
¿Y tú? ¿Eres búho, alondra o colibrí?

Si tuvieras total libertad para planificar tu día, ¿a qué hora preferirías levantarte?
○ Entre las 5:00 y las 6:30 horas. (5)
○ Entre las 6:30 y las 7:45 horas. (4)
○ Entre las 7:45 y las 9:45 horas. (3)
○ Entre las 9:45 y las 11:00 horas. (2)
○ Entre las 11:00 y las 12:00 horas. (1)

Si tuvieras total libertad para planificar tu día, ¿a qué hora preferirías irte a la cama?
○ Entre las 20:00 y las 21:00 horas. (5)
○ Entre las 21:00 y las 22:15 horas. (4)
○ Entre las 22:15 y las 00:30 horas. (3)
○ Entre las 00:30 y la 1:45 horas. (2)
○ Entre la 1:45 y las 3:00 de la madrugada. (1)

Si tienes que levantarte a una hora determinada por la mañana, ¿necesitas el despertador?
○ Para nada. (4)
○ Poco. (3)
○ Bastante. (2)
○ Sin duda. (1)

En general, ¿te resulta fácil o difícil levantarte de la cama por las mañanas cuando no te despiertan de forma inesperada?
○ Muy difícil. (1)
○ Bastante difícil. (2)
○ Bastante fácil. (3)
○ Fácil. (4)

Por la mañana, tras la primera media hora después de despertarte, ¿cómo de despierto te sientes?
○ Nada. (1)
○ Poco. (2)
○ Bastante. (3)
○ Del todo. (4)

Durante la primera media hora después de despertarte, ¿sueles tener hambre?
○ Para nada. (1)
○ Poca. (2)
○ Bastante. (3)
○ Mucha. (4)

¿Cómo sueles sentirte durante la primera media hora después de despertarte?
○ Muy cansado. (1)
○ Bastante cansado. (2)
○ Bastante descansado. (3)
○ Muy descansado. (4)

En comparación con la hora a la que te acuestas habitualmente, ¿a qué hora te acostarías si no tuvieras planes para el día siguiente?
○ Nunca (o casi nunca) más tarde de lo habitual. (4)
○ Menos de una hora después. (3)
○ Una o dos horas más tarde. (2)
○ Más de dos horas después. (1)

Has decidido hacer ejercicio junto con un amigo durante una hora dos veces por semana. Tu amigo está disponible de 7:00 a 8:00 de la mañana. Teniendo en cuenta tu ritmo, ¿cómo crees que lo llevarás?

○ Estaré en buena forma. (4)
○ Estaré en forma. (3)
○ Será difícil. (2)
○ Será muy difícil. (1)

¿A qué hora de la noche ya te sientes cansado y necesitas dormir?

○ Entre las 20:00 y las 21:00 horas. (5)
○ Entre las 21:00 y las 22:15 horas. (4)
○ Entre las 22:15 y las 00:45 horas. (3)
○ Entre las 00:45 y las 2:00 horas. (2)
○ Entre las 2:00 y las 3:00 de la madrugada. (1)

Tienes que hacer un examen. Sabes que durará dos horas, que será muy agotador, y quieres estar en plena forma para hacerlo bien. Teniendo en cuenta tu ritmo, ¿qué hora elegirías?

○ De 8:00 a 10:00 horas. (6)
○ De 11:00 a 13:00 horas. (4)
○ De 15:00 a 17:00 horas. (2)
○ De 19:00 a 21:00 horas. (0)

Si te fueras a la cama a las 11 de la noche, ¿cómo de cansado estarías?

○ Nada cansado. (0)
○ Un poco. (2)
○ Bastante. (3)
○ Muy cansado. (5)

Te fuiste a dormir unas horas más tarde de lo habitual, pero al día siguiente no tienes que levantarte a una hora concreta. ¿Qué vas a hacer?

○ Me despertaré a la hora habitual y no volveré a dormirme. (4)

○ Me despertaré a la hora habitual y me echaré una siesta. (3)

○ Me despertaré a la hora habitual y luego volveré a dormirme. (2)

○ Me despertaré más tarde de lo habitual. (1)

Esta noche tendrás que estar despierto para trabajar de 4:00 a 6:00 de la mañana. Mañana no tienes compromisos. ¿Qué vas a hacer?

○ No me acostaré hasta que haya terminado de trabajar. (1)

○ Dormiré una siestecità antes y otra después. (2)

○ Dormiré bien antes y después me echaré una siesta. (3)

○ Solo dormiré antes de trabajar. (4)

Tienes que hacer un trabajo físicamente exigente y eres libre de planificar tu día. Teniendo en cuenta tu ritmo, ¿qué hora elegirías?

○ De 8:00 a 10:00 horas. (4)

○ De 11:00 a 13:00 horas. (3)

○ De 15:00 a 17:00 horas. (2)

○ De 19:00 a 21:00 horas. (1)

Has decidido hacer ejercicio con un amigo, una hora dos veces por semana. Tu amigo está disponible de 10:00 a 11:00 de la noche. Teniendo en cuenta tus ritmos, ¿cómo crees que lo llevarás?

○ Estaré en buena forma. (1)
○ Estaré en forma. (2)
○ Será difícil. (3)
○ Será muy duro. (4)

Supongamos que puedes elegir tu horario de trabajo. Sabes que tienes que trabajar cinco horas al día, que tu trabajo es interesante y que te pagarán según tu rendimiento. ¿A qué hora, más o menos, elegirías empezar a trabajar?

○ Entre las 4:00 y las 8:00 horas. (5)
○ Entre las 8:00 y las 9:00 horas. (4)
○ Entre las 9:00 y las 14:00 horas. (3)
○ Entre las 14:00 y las 17:00 horas. (2)
○ Entre las 17:00 y las 4:00 horas. (1)

¿A qué hora del día sueles sentirte en plena forma?

○ Entre las 5:00 y las 8:00 horas. (5)
○ Entre las 8:00 y las 10:00 horas. (4)
○ Entre las 10:00 y las 17:00 horas. (3)
○ Entre las 17:00 y las 22:00 horas. (2)
○ Entre las 22:00 y las 5:00 horas. (1)

Hay tipos matutinos, que se sienten más en forma por la mañana, y tipos vespertinos, que se sienten más en forma por la tarde. ¿Qué tipo de persona crees que eres?

○ Definitivamente una persona matutina. (6)
○ Un tipo más matutino que vespertino. (4)
○ Un tipo más vespertino que matutino. (2)
○ Definitivamente un tipo vespertino. (1)

Total _____

Resultados

16 a 41 puntos: vespertino (búho).
42 a 58 puntos: cronotipo intermedio (colibrí).
59 a 86 puntos: cronotipo matutino (alondra).

4. CRONOTIPOS Y SALUD

¿Ya hiciste el cuestionario? ¿Eres búho, alondra o colibrí? Seguramente ahora te estarás preguntando por las diferencias entre pertenecer a un cronotipo u otro. Pues bien, en este caso, pertenecer a una determinada categoría no solo significa preferir realizar las actividades cotidianas a una hora concreta del día, sino también ver los efectos sobre la propia salud. Pertenecer a un cronotipo influye de manera directa en nuestro organismo, exponiéndonos a un mayor o menor riesgo de desarrollar determinadas enfermedades o dolencias.

En este capítulo examinaremos todas las afecciones que se han identificado asociadas con un determinado cronotipo.

Cronotipo y obesidad

Uno de los mayores riesgos de ser búho es sin duda la obesidad. Gran parte de mis investigaciones como endocrinóloga se ha centrado precisamente en este tema, lo que me permitió ganar en 2021 el prestigioso Premio EASO NIU a la Investigación Clínica, un galardón que concede la Sociedad Europea de Obesidad a los mejores investigadores que trabajan en esta enfermedad. Debo confesar que ganar este premio hizo que mi corazón estallara de alegría: periódicos de todo el mundo hablaron de mis hallazgos, y durante varios días disfruté leyendo los comentarios en internet de franceses, británicos o estadounidenses sorprendidos por el descubrimiento de que ser búho podía, de hecho, acortar su esperanza de vida.

La relación entre el cronotipo y la obesidad siempre ha despertado mi interés. Uno de los primeros estudios que realicé sobre el tema fue precisamente para tratar de entender cómo comían los búhos.

Los resultados mostraron que quienes prefieren el estilo de vida vespertino también suelen tener malos hábitos alimentarios.

Los búhos a quienes entrevisté con motivo de mi investigación revelaron una menor adherencia a la dieta mediterránea y, sobre todo, un consumo más frecuente de bebidas azucaradas, carne roja, mantequilla y dulces industriales, que como sabemos tienen un alto contenido en azúcar y calorías. En cambio, las "diligentes" alondras refirieron que consumían de forma regular aceite de oliva virgen extra, fruta fresca, verdura, pescado, carne blanca y frutos secos, alimentos ricos en antioxidantes que también protegen contra el riesgo cardiovascular.

Esta clara asociación entre una alimentación sana y el cronotipo llevó a nuestro equipo de investigación a proponer una indagación paralela de estas dos categorías, con el fin de establecer un enfoque terapéutico más específico e intensivo. Al someter a los pacientes de nuestra consulta externa al cuestionario PREDIMED sobre hábitos alimenticios (que encontrarás en la siguiente ficha), identificamos una puntuación de 8 como tope (es decir, parámetro límite), por debajo del cual podemos empezar a sospechar que estamos ante un búho.

Cuestionario PREDIMED

Se trata de un cuestionario para evaluar cuánto se sigue la dieta mediterránea. Tiene su origen en un estudio realizado en España denominado "Prevención con la dieta mediterránea", que demostró que una alta adherencia a esta dieta suele asociarse a un menor riesgo de sufrir infartos de miocardio, accidentes cerebrovasculares y enfermedades cardiovasculares en general.

1	¿Utilizas aceite de oliva virgen extra como condimento principal en la cocina?	(0) Sí No
2	¿Cuánto aceite utilizas al día (para freír, aliñar ensaladas, etcétera)?	cucharaditas ≥ 4 < 4
3	¿Cuántas raciones de fruta consumes al día (1 ración = 200 g)?	porciones ≥ 2 < 2
4	¿Cuántas frutas (incluidos zumos naturales) consumes al día?	porciones ≥ 3 < 3
5	¿Cuántas raciones de carne roja, hamburguesa o productos cárnicos (como jamón, salchichas, etc.) consumes al día (1 ración = 100-150 g)?	porción < 1 > 1

6	¿Cuántas porciones de mantequilla, margarina o grasa animal consumes al día (1 porción = 12 g)?	porción < 1 > 1
7	¿Cuántos vasos de bebidas gaseosas o azucaradas tomas al día?	vasos < 1 > 1
8	¿Cuántos vasos de vino bebes a la semana?	vasos ≥ 7 < 7
9	¿Cuántas raciones de legumbres consumes a la semana (1 ración = 150 g)?	(1) (0) porciones
10	¿Cuántas raciones de pescado o marisco consumes a la semana (1 ración = 100-150 g de pescado o 200 g de marisco)?	≥ 3 < 3 porciones
11	¿Cuántas veces a la semana consumes dulces o bollería industrial (no casera) como pasteles, galletas, etcétera?	Veces ≥ 3 < 3
12	¿Cuántas raciones de frutos secos (nueces, cacahuetes, almendras, etc.) consumes a la semana (1 ración = 30 g)?	< 3 > 3 porciones
13	¿Prefieres consumir carnes blancas, como pollo, pavo o conejo en lugar de carnes rojas, como ternera, vaca o cerdo?	Sí No
14	¿Cuántas veces a la semana consumes verduras, pasta, arroz u otros platos salteados (salsa hecha con tomate y cebolla, puerro o ajo y cocinada en aceite de oliva)?	veces ≥ 2 < 2

Total _____

Resultados

0 a 5 puntos: baja adherencia

6 a 9 puntos: adherencia media

9 a 10 puntos: buena adherencia

Una mala alimentación no solo aumenta el riesgo de desarrollar obesidad, sino que también afecta negativamente a la microbiota intestinal. De hecho, cuando introducimos alimentos en nuestro organismo, el primer aparato con el que entra en contacto es el gastrointestinal. Podemos imaginar el intestino como el "hogar" donde viven ciertas bacterias, a las que en el pasado se daba poca importancia. Sin embargo, hoy sabemos que desempeñan un papel nada despreciable en la posible aparición de ciertas enfermedades, entre ellas las metabólicas, que se dan en casos de obesidad. La alimentación incorrecta de una persona con obesidad genera un cambio en la composición de las bacterias intestinales, en perjuicio de las metabólicamente buenas (llamadas *Bacteroidetes*) y a favor de las metabólicamente malas (llamadas *Firmicutes*). Al analizar la composición de la microbiota intestinal de los búhos frente a la de las alondras, descubrimos que los búhos son más propensos a sufrir disbiosis intestinal, una afección que a su vez repercute de forma negativa en el metabolismo. Por esta razón, cada vez que sientas un dolor extraño en el vientre, que no parece atribuible a otra cosa más que a un desequilibrio de la flora intestinal, te sugiero que empieces a preguntarte si eres un búho.

Una vez que dimos por sentado que la microbiota intestinal está influida por lo que comemos, nos preguntamos si la velocidad a la que llegan los alimentos al tracto gastrointestinal y, sobre todo, si llegan más o menos masticados, podría desempeñar también un papel importante en la proliferación de unas bacterias en lugar de otras. Así que pedimos a nuestros pacientes que nos dijeran a qué velocidad consumían sus comidas.

Una pequeña aclaración: estamos bombardeados por los medios de comunicación que decantan el concepto de *slow food* como algo bueno para nuestra salud, y de hecho lo es.

La comida lenta nació para contrarrestar el modelo de comida rápida e implica disfrutar de un ritmo de vida menos frenético, que da espacio a los pequeños placeres de la vida, como sentarse juntos a la mesa y comer alimentos sanos y sabrosos, respetando plenamente la tradición culinaria italiana. En una investigación, que quisimos titular emblemáticamente "Forever Young at the Table" (Jóvenes por siempre en la mesa), a través de un sencillo experimento, preguntamos a nuestros pacientes obesos cuánto tiempo tardaban en desayunar, comer y cenar. Los resultados mostraron que los que comían en menos de 20 minutos corrían un mayor riesgo de tener el colesterol alto.

Volviendo a nuestros amigos los búhos, descubrimos que suelen comer mucho más rápido que las alondras. Por lo tanto, podemos decir que no quieren saber nada de la *slow food*. No puedo ni empezar a expresar lo mucho que yo, una alondra obstinada dondequiera que esté en el mundo, extrañaba la *slow food* cuando estaba en Estados Unidos. Ya sabes, disfrutar de la mesa, saborear la comida al máximo, ser consciente de qué y cómo estás comiendo. Pues bien, todo eso llevó al desarrollo del *mindful eating*, que no es otra cosa que la atención plena aplicada a la comida. De hecho, olvidé mencionar que yo también soy una gran fan del *mindfulness*. Me acerqué a esta práctica meditativa laica apenas nació mi pequeño terremoto Francesco. Ya durante el embarazo percibió mi estado general de relajación durante los ejercicios de *mindfulness* que nos enseñaban en el curso prenatal hasta tal punto que, una vez que nació, no hubo melodía de Bach que resistiera: ¡siempre prefirió la música de fondo de mis ejercicios de *mindfulness*!

Esta disciplina no tiene objetivos espirituales específicos, pero permite a la persona experimentar plenamente el momento. Déjame ponerte un ejemplo práctico: imagínate la hora de comer. Estás comiendo un sándwich de pie o, si te sientes cómodo, sentado mientras escuchas las noticias o, peor aún, mientras planeas tu próxima cita o piensas en la última discusión de la oficina. En situaciones así se produce una ruptura total entre el cerebro y la boca, ocupados en comer y masticar los alimentos. Intenta, en cambio, conectar cerebro y boca, prestar atención a la textura áspera o aterciopelada del alimento, las emociones que sientes al masticar ese alimento en concreto, la resistencia que opone a tu masticación… ¡Ya está, acabas de comer conscientemente! Este ejercicio, que puede parecer trivial, en realidad te permite centrarte en el aquí y el ahora, evitando darle vueltas al pasado y preocuparte por el futuro.

Pero volvamos a la comida lenta. ¿Por qué comer despacio tiene efectos positivos en nuestro organismo?

Si hay un momento para todo, esto es aún más cierto para las comidas, cuando el tiempo dedicado a masticar es fundamental para que el cerebro sepa que estamos saciados y podemos dejar de comer.

La sensación de saciedad que experimentamos después de comer nos permite, incluso a un nivel inconsciente, no consumir más alimentos durante cierto tiempo después de cada comida.

Recuerdo muy bien que cuando era niña siempre que nos sentábamos a comer mi madre empezaba con esta frase ritual: "¡Come despacio y mastica bien!". Esta sabiduría popular, que yo llamaría la "regla CM", también está confirmada por la ciencia. De hecho, comer despacio hace que determinadas células del tracto gastrointestinal liberen una mayor concentración de sustancias anorexígenas, es decir, sustancias que suprimen el hambre y favorecen la saciedad.

El mecanismo regulador de la saciedad necesita tiempo para funcionar de forma adecuada, y para codificar y enviar a nuestro organismo la información correcta sobre cuánto y cuándo comer. Hay algunos alimentos que casi nos obligan a tardar más en masticar y, ¡qué casualidad!, se encuentran entre los más saludables. Basta pensar en el tiempo que te tardas en masticar una crujiente hoja de ensalada y el que te tardas en masticar una papa frita: con seguridad, la fibra que contiene la hoja de ensalada opone más resistencia antes de convertirse en bolo alimenticio, lo que nos obliga a masticar durante más tiempo.

Los seres humanos nacemos como *slow eaters* o "masticadores lentos". Nuestros "primos" los chimpancés se pasan casi medio día masticando la comida, para lo que emplean muchos músculos. Cuando los primeros homínidos empezaron a comer carne, hace dos o tres millones de años, desarrollaron al mismo tiempo la capacidad de utilizar herramientas de piedra para cortar los alimentos en rebanadas o tiras. Puede parecer un detalle trivial, pero este cambio supuso una auténtica revolución alimentaria: gracias a la aparición de estas herramientas, el número de "masticaciones" se redujo de manera significativa, lo que permitió a nuestros antepasados disponer de más tiempo para dedicarse a otras cosas. Los primeros humanos empezaron a comer bocados más pequeños, previamente adaptados antes de llevárselos a la boca. La energía que antes se utilizaba para hacer frente al esfuerzo muscular de la masticación se transfirió al cerebro, y los dientes, la mandíbula y los músculos faciales redujeron su tamaño.

Volviendo una vez más a nuestros amigos los búhos, mi equipo de investigación y yo también descubrimos que tienden a ser más sedentarios que las alondras.

Los búhos se alimentan mal, comen muy deprisa
y realizan poca actividad física. En resumen, ¡la
mezcla perfecta de ingredientes que predispone a la
obesidad!

Al mismo tiempo, si los búhos son "los mejores engordando", también son "los peores para adelgazar". En otras palabras, las dietas tienden a ser menos eficaces en un búho que en una alondra. Así lo demuestra otro de nuestros estudios, al que le tengo especial cariño porque la idea surgió cuando estaba embarazada de Francesco. Esa mezcla especial de hormonas que se crea durante el embarazo y potencia todas las emociones, tanto positivas como negativas, también hace que las ideas que surgen en este periodo concreto de la vida de una mujer sean superideas.

En este caso, la bombilla (¿te acuerdas del Arquímedes de Disney?) que se había encendido en mi cerebro se preguntaba si pertenecer o no a un determinado cronotipo predeciría la eficacia de la dieta cetogénica. Este protocolo nutricional (para el que redacté las directrices europeas y, por tanto, tuve la oportunidad de estudiarlo a profundidad) se utiliza en la actualidad para el tratamiento de la obesidad. Se caracteriza por un contenido muy bajo en calorías y carbohidratos y tiene la capacidad de movilizar las grasas, lo que facilita bastante la pérdida de peso. Volviendo a nuestra investigación, nos sorprendió mucho comprobar que los pacientes con el mismo sobrepeso, es decir, con una acumulación excesiva de grasa corporal, perdían más peso y más masa grasa si eran alondras. Esto significa que ser búhos también implica tener un marco hormonal metabólico que les impide perder peso. En otras palabras, las mismas hormonas que convierten a las personas en búhos son también las que actúan contra el metabolismo.

La actividad física también es menos eficaz en los búhos, ya que queman menos grasa para producir energía tanto en reposo como al hacer ejercicio. Así que, si eres un búho y necesitas perder peso, ármate de paciencia.

O… ¡siempre puedes decidir convertirte en alondra!

Cronotipo y enfermedades metabólicas

Como hemos visto, el cronotipo vespertino (o búho) puede predisponer a la obesidad. Sin embargo, sabemos que la obesidad no es solo un molesto factor estético, sino también un factor de riesgo que puede conducir al desarrollo de enfermedades como la diabetes *mellitus* de tipo 2, el colesterol, el cáncer, etc. Esto significa que, si comparamos a una persona búho con una alondra que padece el mismo grado de obesidad, el primero tendrá más probabilidades de desarrollar enfermedades relacionadas con su condición que el segundo. Pero veamos por qué es así.

El tejido adiposo —en particular el del abdomen— produce muchas pequeñas sustancias llamadas citocinas, las cuales pueden contribuir a un estado inflamatorio crónico que, a su vez, afecta de forma negativa al metabolismo, en especial al de los azúcares. Los búhos (que, en comparación con las alondras, suelen tener más grasa distribuida en el abdomen) también son menos sensibles a la insulina, la principal hormona que regula el metabolismo del azúcar, permitiendo que penetre en las células cuando comemos. Si la insulina no consigue hacer toda su labor, el páncreas (la glándula encargada de producir esta hormona) siempre producirá más para que los azúcares sigan entrando en las células. A la larga, este mecanismo de compensación se agota y aparece la diabetes *mellitus* de tipo 2.

Los pobres búhos también son mucho más propensos a desarrollar enfermedades cardiovasculares. Las personas del cronotipo búho, de hecho, presentan con mayor frecuencia hipertensión arterial y niveles elevados de colesterol, afecciones que aumentan el riesgo cardiovascular.

Ser búho no solo tiene un efecto agravante en los individuos con obesidad. Una enfermedad estrechamente relacionada, que por desgracia es una de las principales causas de infertilidad femenina en la actualidad, es el síndrome del ovario poliquístico, caracterizado por la presencia de quistes en los ovarios, dispuestos de forma que se asemejan a una corona del rosario. En concomitancia con la aparición de los quistes se producen cambios hormonales que provocan la alteración de los ciclos menstruales (lo que dificulta el éxito de la concepción), un crecimiento excesivo de vello y cambios metabólicos que hacen que las mujeres con síndrome de ovario poliquístico sean más propensas a desarrollar diabetes *mellitus* de tipo 2.

¿El cronotipo podría desempeñar también un papel determinante en esta enfermedad? Pues bien, los estudios han demostrado que las mujeres búho con síndrome del ovario poliquístico comen en general peor que las alondras y los colibríes con la misma enfermedad y, sobre todo, consumen más calorías (en forma de carbohidratos simples y complejos), embutidos, grasas (especialmente las más perjudiciales, es decir, las saturadas) y menos fibra. A las alondras, en cambio, les gustan más las legumbres y el pescado, aliñado con aceite de oliva virgen extra, no descuidan el consumo de verduras y frutos secos, y de vez en cuando se permiten un vaso de vino tinto, que, con sus propiedades antioxidantes, puede tener un efecto beneficioso sobre nuestro organismo, si se consume en las cantidades adecuadas.

La asociación entre los malos hábitos alimentarios
y el cronotipo vespertino es tan evidente que
valdría la pena evaluar el cronotipo en mujeres con
síndrome de ovario poliquístico, porque podría ser
una herramienta útil para hacerse una idea de su
comportamiento alimentario.

Para estas mujeres, ser búho es una verdadera carga, que las expone más al riesgo de desarrollar las complicaciones del síndrome. En concreto, el cronotipo vespertino las hace más propensas a la obesidad, disminuye la eficacia de la insulina y provoca una mayor proliferación de vello, sobre todo en partes del cuerpo donde no suele estar presente en las mujeres. Si hasta hace poco, cuando una paciente con obesidad o síndrome de ovario poliquístico acudía a nuestra consulta, solo valorábamos sus parámetros antropométricos y analizábamos su composición corporal (la cantidad de masa muscular y masa grasa), sus hábitos alimentarios y su cuadro hormonal, ahora sabemos que el estudio de los ritmos circadianos puede ayudarnos a descubrir otros talones de Aquiles de estas pacientes, lo que abre el camino a nuevas estrategias terapéuticas.

Siguiendo con el debate sobre la correlación entre el cronotipo y una mayor probabilidad de contraer ciertas enfermedades o desarrollar complicaciones, ¿qué ocurre con los búhos que ya son diabéticos? Como cabría esperar, los diabéticos búho están peor en general que los diabéticos alondra. Me explico. Los pacientes con cronotipo vespertino tienen valores más altos de hemoglobina glucosilada que los demás. La hemoglobina glucosilada es un parámetro que utilizan los médicos para analizar la evolución de la glucemia y evaluar si la diabetes está bien controlada o no. Los valores superiores al 7 % son un signo de mal control de la enfermedad. Los pacientes búhos se descompensan con más frecuencia, es decir, tienen valores de hemoglobina glucosilada superiores al 7 % con más frecuencia que las alondras... ¡pero no solo eso! También padecen enfermedades cardiovasculares y se ven obligados a recurrir más a menudo a la insulina (reservada por lo general a las formas más graves de diabetes), mientras que las alondras controlan la enfermedad con medicación en comprimidos. Aquí surge de nuevo la importancia de evaluar la categoría del cronotipo en los pacientes que padecen estas patologías: en este caso concreto, descubrir que se trata de un búho diabético debería alertar a los médicos sobre el hecho de que puede necesitar un tratamiento farmacológico más intensivo y que debe ser vigilado con frecuencia, quizá con revisiones más constantes, porque está expuesto a un mayor riesgo de desarrollar complicaciones cardiovasculares (como infartos de miocardio y accidentes cerebrovasculares).

Otra enfermedad que observamos a menudo en pacientes con obesidad (¡y de la que no escapan los diabéticos!) y que guarda una estrecha correlación con el cronotipo es la esteatosis hepática, comúnmente conocida como "hígado graso". Tal vez esta expresión te recuerde a la gastronomía francesa: ¿conoces el *foie gras*, considerado un verdadero manjar por los galos? Pues bien, no es más que un plato elaborado con hígado de ganso o de pato, a los que se les engorda de forma antinatural mediante una alimentación forzada. En las personas con esteatosis hepática ocurre algo parecido. En nuestro cuerpo, el "recipiente" para almacenar grasa es el abdomen, pero —como cualquier recipiente— este también tiene sus límites. Pensemos en una olla en la que vamos echando agua. En algún momento, saturamos la capacidad de retención de la olla y el agua empieza a desbordarse. Lo mismo ocurre en nuestro cuerpo. Cuando, en condiciones de obesidad, saturamos todo el espacio del abdomen, la grasa acaba escapando a otros "contenedores" a través del torrente sanguíneo. Uno de ellos es el hígado que, al recibir este exceso de grasa, se convierte en un "hígado graso", con consecuencias metabólicas que pueden ser devastadoras.

Cuando explico este concepto a mis alumnos siempre utilizo un ejemplo muy banal: imagina que vives cada día en la tranquilidad de tu hogar, realizando todas las acciones rutinarias que tu vida requiere. En un momento dado, un huésped no deseado llega sin invitación y decide quedarse a vivir contigo. Sin duda alterará tu rutina. Eso es tal cual lo que le ocurre al pobre hígado. El hígado es una de las principales "despensas" de nuestro organismo. Es donde la insulina obtiene la mayor parte de los azúcares que introducimos en nuestro organismo cuando "vamos de compras" (es decir, comemos). En épocas de ayuno, el hígado abre sus puertas y deposita las "compras" que hemos hecho en el torrente sanguíneo, y proporciona así combustible al corazón, a los músculos y a todos los órganos que tienen que realizar sus funciones. Pero ¿qué ocurre cuando el hígado se ve literalmente invadido por la grasa? Lo que sucede es que el invitado no deseado altera todos los sistemas y el hígado vuelve a poner el combustible en circulación al mismo tiempo que nosotros lo introducimos en el organismo al comer. ¿El resultado final? ¡Los niveles de azúcar en sangre aumentan drásticamente!

Volviendo a los búhos y las alondras, una vez más los primeros salen perdiendo: tienen más posibilidades de desarrollar esteatosis hepática. Ser alondra parece tener un papel protector contra esta enfermedad, incluso en condiciones de obesidad.

Cronotipo y cáncer

Aquí llegamos a una de las plagas que azotan a nuestro mundo: el cáncer. Como hemos visto, el ritmo circadiano ayuda a las células a realizar diferentes tareas a lo largo del día: hay momentos en los que expresan más ciertos genes y otros en los que participan en mecanismos de reparación celular. A partir de esto, es fácil entender cómo los cambios en el ritmo circadiano pueden llevar a las células a "enloquecer" y a perder su capacidad para realizar las funciones diarias.

Estudios recientes han demostrado que el ritmo circadiano interviene en la aparición de tumores y también regula su progresión y metástasis.

Basta pensar que la velocidad con la que las células cancerosas se desprenden del tumor primario e invaden el torrente sanguíneo para hacer metástasis en otras localizaciones no es la misma a lo largo del día y, sobre todo, difiere de un cáncer a otro. El cáncer de mama, por citar un caso, es más propenso a hacer metástasis por la noche, mientras que el cáncer de próstata y el mieloma tienden a hacerlo en otros momentos del día. Así que, una vez más, el conocimiento del ritmo circadiano (en este caso el de los tumores) puede abrir nuevos horizontes terapéuticos y diagnósticos. Si, por ejemplo, sabemos que un marcador tumoral útil para diagnosticar un determinado tipo de neoplasia se produce a una hora concreta del día, podría ser beneficioso analizarlo a esa hora para tener más posibilidades de realizar un diagnóstico completo. Del mismo modo, como mencioné en el capítulo 1, administrar la quimioterapia en el momento del día en que un determinado tumor está en su máxima expresión proliferativa podría hacer mucho más eficaz la propia terapia.

Tal como vimos en capítulos anteriores, una de las hormonas que regula el ritmo circadiano es la melatonina, que también parece tener un efecto protector contra el cáncer. Por eso, el típico trabajo nocturno, además de perjudicar la exposición al fotoperiodo, es decir, la alternancia luz/oscuridad, trastornar los ritmos circadianos, perturbar el ciclo natural de sueño-vigilia y desajustar los patrones de actividad y descanso (como la hora de comer, el tiempo social, etc.), puede tener consecuencias aún más graves. Por desgracia, permanecer despierto por la noche e intentar recuperar el sueño durante el día nunca es una solución adecuada para las criaturas diurnas como nosotros, los seres humanos. Esto se debe a que la secreción de melatonina aumenta a medida que el sol se pone y la luz disminuye, alcanzando sus concentraciones plasmáticas más altas en mitad de la noche.

Por lo tanto, es fácil comprender cómo incluso unos pocos minutos de exposición a la luz durante las horas de oscuridad natural pueden perjudicar (o incluso eliminar por completo) la secreción de melatonina, interfiriendo con los ritmos circadianos y aumentando el riesgo de desarrollar cáncer. Precisamente por este motivo el Centro Internacional de Investigaciones sobre el Cáncer (CIIC), basándose en pruebas bibliográficas que sugieren que los trabajadores por turnos corren un mayor riesgo de desarrollar cáncer de mama, próstata, colon y recto, clasificó el trabajo nocturno como potencialmente cancerígeno para el ser humano.

Volviendo a nuestros búhos y alondras, estas últimas parecen estar mejor protegidas contra el riesgo de desarrollar cáncer de próstata y de mama, así como neoplasias malignas del tracto digestivo (especialmente cáncer de estómago y colorrectal). Y no solo eso. Parece que cuando los búhos desarrollan neoplasias, lo hacen en las formas más graves. Esto se ha demostrado, por ejemplo, en pacientes con neoplasias neuroendocrinas gastrointestinales: los búhos tienden a desarrollar formas más graves de neoplasia y, sobre todo, corren un mayor riesgo de metástasis que las más afortunadas alondras. Esto lleva a considerar que si surgieran nuevos estudios que confirmaran lo anterior, las personas búhos no solo deberían someterse a revisiones preventivas más frecuentes, sino que también podrían ser candidatas a tratamientos más agresivos, dado su alto riesgo de desarrollar formas más graves de cáncer.

5. SUEÑO Y SALUD

A quien madruga Dios le ayuda… o mejor dicho, ¡no por mucho madrugar amanece más temprano! El sueño puede considerarse como el botón "encendido/apagado" de nuestro ritmo circadiano. Así que comprenderás que si este botón no funciona como es debido, nuestro baile diario acaba perdiendo su ritmo. En el capítulo anterior hablábamos del mayor riesgo de los búhos de ser propensos a enfermedades varias. Por si fuera poco, los búhos también son las principales víctimas de los trastornos del sueño que, como en un círculo vicioso, contribuyen a alterar aún más su ritmo circadiano.

Pasamos un tercio de la vida durmiendo: haciendo un cálculo rápido, eso significa que pasamos unos 25 años con los ojos cerrados. A primera vista no parece un comportamiento estratégico para garantizar la supervivencia de la especie, y quizá sea precisamente por eso por lo que, según un estudio de IPSO Tena, una encuestadora italiana, uno de cada cinco italianos considera que dormir es una pérdida de tiempo. Si es cierto que durante el sueño los animales están menos alerta y, por tanto, pueden ser más vulnerables a los depredadores, también lo es que no hay ser vivo que pueda prescindir del descanso. Esto significa que el sueño debe servir para algo. Pero ¿para qué exactamente?

¿Por qué nuestro organismo necesita dormir?

Nuestra salud, tanto física como mental, depende del sueño tanto como de una nutrición adecuada y de la actividad física. Dormir significa poner a cargar el cerebro igual que cargamos nuestro *smartphone* enchufándolo a la corriente eléctrica. Cada día corremos de un lado a otro, enfrentándonos a experiencias vitales maravillosas, tristes, aterradoras, emocionantes... Por la noche, el cerebro almacena todo lo que vivimos a lo largo del día en forma de memoria. Así, cuando vuelve a producirse una situación similar a otra que ya hemos experimentado, somos capaces de volver a abrir el cajón de los recuerdos y extraer lo antes posible recursos que ya poseemos y que han sido eficaces en otro momento de nuestra existencia.

Pero ¿cómo se imprimen los recuerdos en el cerebro? Para ello es necesario que la mente esté libre para vagar. ¿Y qué mejor momento que el sueño? Sería apropiado decir, haciendo eco de la famosa frase de Descartes "Pienso, luego existo" (*Cogito, ergo sum*): "Descanso, luego recuerdo". Los primeros en descubrir que el sueño es crucial para fortalecer la memoria fueron dos psicólogos alemanes, Georg Elias Müller y Alfons Pilzecker, quienes a inicios del siglo xx realizaron un experimento en el que a los participantes de su estudio les mostraron una lista de 15 palabras. Después dividieron a los participantes en dos grupos: el primero realizó pruebas cognitivas, mientras que el segundo fue enviado a un cuarto oscuro para descansar. Diez minutos más tarde, ambos científicos comprobaron cuál de los dos grupos había memorizado mejor la lista. Los resultados fueron sorprendentes: los que habían descansado ¡recordaban el triple de palabras que los individuos del otro grupo!

En 2010, Lila Davachi, una investigadora de la Universidad de Nueva York, pidió a los participantes en su estudio que memorizaran pares de imágenes, emparejando un rostro con un objeto o una escena. Enseguida hizo que los participantes fueran a descansar y observó cómo, en esta fase, había un aumento de las conexiones entre el hipocampo (una valiosa estructura cerebral que contribuye a la memoria a corto y largo plazos y a la memoria espacial) y la corteza visual. En otras palabras, el sueño ayuda a la memoria a categorizar los recuerdos y descartar los superfluos, pero también estimula el pensamiento creativo al crear conexiones entre las nociones nuevas y las ya aprendidas.

El sueño también es "la hora de la limpieza".

Cuando regresamos a casa después de un día de trabajo estresante, además de sentarnos cómodamente en el sofá a cenar con calma, solemos dedicar un poco de tiempo a la casa y a las pequeñas tareas domésticas (como limpiar la cocina o fregar los platos). Nuestro cerebro hace lo mismo: hay un fluido en el sistema nervioso central que limpia el cerebro de las toxinas que se han acumulado durante el día, y esta "tarea de limpieza" es especialmente eficaz durante el sueño. De hecho, si estas toxinas se acumulan pueden contribuir a la aparición de enfermedades neurodegenerativas como el Alzheimer.

Además, ¿recuerdas que soy endocrinóloga y que no puedo evitar hablar de las hormonas? Bueno, pues el sueño también tiene la función de comprometer al organismo en la producción de ciertas hormonas, por ejemplo, la hormona del crecimiento (GH). Así que nuestras abuelas tenían razón cuando decían que "los niños crecen cuando duermen".

Las fases del sueño

¿Cómo se produce la transición de la vigilia al sueño? ¿Y por qué, en algún momento del día, nos entran ganas de dormir? Debes saber que, después de estar despierto durante varias horas, nuestro organismo es víctima de un proceso denominado presión homeostática del sueño. Esto significa que estamos literalmente secuestrados por la necesidad de cerrar los ojos, en un remolino de sensaciones que recuerdan un poco a las que experimenta la Bella Durmiente, cuando se pincha el dedo con la rueca, y dando vueltas, cae al suelo como muerta. Esta presión es tan fuerte que no podemos resistirnos de forma voluntaria al sueño, del mismo modo que no podemos librarnos del impulso de beber y comer cuando de verdad lo necesitamos. En algún momento, querámoslo o no, ¡nuestro cerebro entra en modo "apagado"!

Otra contribución fundamental al sueño es, sin duda, la llegada de la oscuridad. Como ya mencioné en capítulos anteriores, al caer el sol nuestro organismo orquesta toda una serie de cambios, sobre todo hormonales, que nos hacen sentir cansados aunque hayamos pasado todo el día holgazaneando.

El sueño no es todo igual, sino que consiste en una secuencia regular de cambios en los patrones característicos de las ondas cerebrales. La distinción más importante es entre el sueño REM (*Rapid Eye Movement*) y el sueño no REM, que a su vez se divide en fases denominadas N1, N2 y N3.

Cuando empezamos a quedarnos dormidos, el sueño es muy ligero y todavía estamos semiconscientes. La actividad cerebral empieza a cambiar de ondas beta, que son cortas y rápidas, a ondas alfa, que son más suaves. Durante esta veloz transición, podemos experimentar espasmos musculares y auténticas alucinaciones. En este punto, los ritmos cardiaco y respiratorio se ralentizan y comienza la fase N1, que coincide con el inicio real del ciclo del sueño. Este periodo dura solo cinco o 10 minutos y se caracteriza por ondas theta muy largas. Con el sueño N2, que dura más o menos unos 20 minutos, hacen su aparición los impulsos de ondas cerebrales rápidas. En cambio, durante el periodo N3 aparecen las ondas delta, lentas y profundas, que se hacen cada vez más intensas. Esta fase (el llamado "sueño reparador", en el que realmente descansamos y la actividad muscular se reduce al mínimo) marca la transición del sueño ligero al profundo y dura aproximadamente media hora. En este punto, la secuencia pasa por una nueva fase N2 y suele producirse la transición al sueño REM.

El sueño REM es la fase caracterizada por rápidos movimientos de los ojos detrás de los párpados. También se distingue por un ritmo cardiaco y una respiración acelerados, una mayor actividad cerebral y, sobre todo, sueños. Durante los sueños, la mente funciona como si estuviéramos viviendo una situación, pero los músculos voluntarios están "desconectados". Por eso podemos soñar con total tranquilidad (¡por así decirlo!) que huimos de un tigre o nos caemos de una montaña mientras permanecemos por completo inmóviles en nuestra cama. Diversos estudios se preguntan por qué existe el sueño REM. Algunos consideran que esta fase ayuda a consolidar los recuerdos acumulados a lo largo del día, otros que favorece la formación de nuevas conexiones en el cerebro, lo que nos permite encontrar soluciones creativas a los problemas que nos afligen.

En cuanto termina el primer episodio de sueño REM, el ciclo vuelve a las fases N2 y N3 y, después, a través de otra fase N2, cambia de nuevo al sueño REM. Esto significa que pasamos las noches yendo y viniendo entre el sueño profundo y los sueños. Por lo general, cada noche se suceden entre cuatro y cinco de estos ciclos, con una duración total de unos 90 minutos. Conforme nos acercamos al despertar, los periodos de sueño N3 se acortan y los de sueño REM se alargan. Esto significa que los despertadores, que tanto detestamos, están a punto de interrumpir lo mejor de los sueños de la última y más larga fase REM.

¿Cuánto tiempo debemos dormir?

Si, durante la noche, nuestro cerebro pasa por todas estas fases, pensarías que no está descansando... ¡al contrario! Y además consume muchas calorías. Pero la verdadera pregunta es: ¿cuánto tiempo debemos dormir?

En promedio, los adultos necesitan dormir entre siete y ocho horas por noche, los niños en edad escolar necesitan de nueve a 11 horas de sueño, y los adolescentes de ocho a 10 horas.

Pero pasemos ahora a los bebés. Sabemos bien que suelen dormir casi el 70 % del día. ¿Cómo es posible? Imagínate que acabas de llegar a un país extranjero del que no sabes nada ni entiendes el idioma. Así que intentas asimilar toda la información que puedes para saber dónde dormir, qué comer, qué visitar. Pues el recién nacido se encuentra en una situación muy parecida. De pronto, el neonato se ve catapultado a una realidad en la que tiene que aprenderlo todo: cómo comunicarse y hacerse entender, cómo moverse, quién le da de comer, para qué sirven todos los objetos extraños que le rodean, quién es peligroso y quién puede ayudarle a sobrevivir. Cada día tienen nuevas experiencias y luego necesitan un buen sueño reparador para asimilar toda la información útil que han adquirido y que será la base para afrontar nuevas experiencias, cada vez con menor dificultad.

A medida que envejecemos, tendemos a dormir menos, tal vez debido a una reducción del número de células cerebrales que "indican" al cerebro cuándo debe dormir. Estas células son las neuronas que se ubican en el núcleo preóptico ventrolateral del hipotálamo anterior, una región cerebral implicada en la regulación de los ritmos de sueño-vigilia. Cuanto más disminuyen estas neuronas, más se deterioran el sueño y la memoria. Con la edad, también disminuye la calidad del sueño nocturno y es más fácil experimentar microdespertares: mientras que a los 25 años se pasa la mayor parte del sueño en la fase profunda, a los 70 esta etapa se reduce a unos minutos por noche. Es por ello que las personas mayores sienten la necesidad de reponerse con una siesta por la tarde. Además, con el paso de los años, inevitablemente empiezan a aparecer algunos dolores que, sumados a los cambios fisiológicos del sueño, acaban por perturbarlo de forma inexorable. Pensemos, por ejemplo, en los hombres mayores, que en muchos casos desarrollan un agrandamiento de la próstata que los lleva a orinar con frecuencia incluso por la noche.

Además de la edad, también la genética desempeña un papel importante para determinar el número de horas de sueño que necesitamos: hay quienes no se sienten bien con menos de ocho horas de sueño por noche y otras personas se levantan frescas como lechugas con un máximo de seis y media. Como ya dije, yo soy una alondra, y pobre de aquel que intente quitarme aunque sea una de mis ocho horas de sueño. Las pocas veces que me he desvelado, al día siguiente me he sentido literalmente inservible. De hecho, en términos generales, basta una noche sin dormir para empezar a sentir cambios en el estado de ánimo y dificultad para concentrarse. Si la privación de sueño se prolonga, también empiezan a aparecer alteraciones en el habla, la memoria, la percepción del tiempo y la gestión de los reflejos en respuesta a situaciones que cambian con rapidez. Piensa que pasar 17 horas sin dormir tiene un impacto tan negativo en el cerebro en términos de rendimiento cognitivo, algo así como beber dos copas grandes de vino.

Las amenazas modernas para el sueño

Llegados a este punto, supongo que queda bien claro que dormir bien es fundamental en muchos aspectos. Qué lástima que, entre nosotros y la almohada, se interponga con demasiada frecuencia la frenética rutina diaria. Y, por si fuera poco, nuestro sueño se ve amenazado constantemente por una serie de hábitos bien arraigados, como el uso nocturno de teléfonos móviles, tabletas y ordenadores, cuyas pantallas emiten una luz azul que interfiere en la producción de melatonina.

La pandemia de SARS-CoV-2 fue uno de los momentos en los que, por desgracia, se exacerbaron todos estos malos hábitos. El confinamiento forzoso nos obligó a pasar gran parte de nuestro tiempo frente a la televisión, los teléfonos inteligentes u otros dispositivos tecnológicos. También la socialización, que ya no podía ser presencial, pasó a depender de las videollamadas. El *smart working* ya no permitía limitar el trabajo a un número determinado de horas, sino repartirlo a lo largo de toda la jornada, dada la posibilidad de acceder al ordenador las 24 horas del día. ¿El resultado? Un estudio realizado por mi equipo de investigación demostró que, al quedarnos en casa y no tener que lidiar con el despertador y el trayecto al trabajo, la mayoría de los obesos dormía peor que en el periodo anterior al encierro.

Por desgracia, los efectos negativos sobre el sueño no se limitaron al periodo más restrictivo del encierro. Nuestra sociedad parece amenazar irremediablemente el descanso nocturno; tan es así, que se calcula que en el último siglo hemos perdido en promedio una hora de sueño por persona. De hecho, es frecuente que por las tardes, cuando deberíamos movernos menos para crear las condiciones propicias de un buen descanso nocturno, nos dediquemos a actividades deportivas y recreativas. Además, como ya he dicho con anterioridad, nuestro sueño se ve perjudicado por la iluminación urbana. Mi madre me contaba que, de niña, pasaba las vacaciones de verano en el campo, en Salento. En aquella época, la luz eléctrica aún no estaba garantizada en todas partes, y la iluminación de las casas dependía muchas veces de velas y lámparas de aceite, por lo que la gente tendía a acostarse muy temprano por la noche. Así que, cuando se ponía el sol, se estaba a la tenue luz de las velas, lo que era el preludio de la oscuridad necesaria para conciliar el sueño. Una situación muy diferente a la de nuestra época, en donde la iluminación nocturna es con frecuencia más cegadora que la diurna.

Maurice Ohayon, investigador de la Universidad de Stanford, realizó un estudio entrevistando por teléfono a 15 863 personas durante un periodo de ocho años, preguntándoles por la calidad y duración del sueño. Cotejó sucesivamente estos datos con información obtenida por satélite sobre la cantidad de luz a la que estaban expuestas las mismas personas durante la noche. En el caso de las personas que vivían en zonas urbanas de más de 500 000 habitantes, la cantidad de luz a la que estaban expuestas era de tres a seis veces superior a la de las personas que vivían en pequeñas zonas rurales, lo que afectaba la calidad de su descanso. Por tanto, podemos afirmar que si ahora la iluminación nocturna de las calles nos permite caminar con más seguridad, al mismo tiempo ha reducido nuestra exposición fisiológica a la oscuridad.

Los efectos negativos de la falta de sueño

En última instancia, puede que te preguntes por qué es tan importante dormir. ¿Es solo para sentirte más activo y descansado durante el día o hay algo más?

La respuesta puede parecer obvia, pero no todo el mundo sabe que la falta de sueño puede incidir en nuestra salud de forma importante. Cuando dormimos menos, nuestro organismo percibe la privación de sueño como una condición de estrés. ¿Y quién puede entrar en acción en una situación así más que el cortisol, la hormona del estrés por excelencia? En capítulos anteriores expliqué que el cortisol es la hormona que nos despierta por las mañanas, y que nos echa literalmente de la cama. Por eso, si nuestro organismo tiene que hacer frente a más horas de vigilia, no tiene más remedio que recurrir a él. Y aunque el cortisol garantiza que permanezcamos alerta y activos incluso cuando nos falta sueño, todo ello tiene, sin duda, un precio.

A la larga, el cortisol puede predisponernos a desarrollar obesidad, además de causar daños en el metabolismo del azúcar y las grasas, y en el sistema cardiovascular en general.

Cuando dormimos poco, también entran en juego otras dos hormonas, la leptina y la grelina, las cuales, como ya vimos, desempeñan un papel muy importante en la regulación de la saciedad. Un estudio realizado por la investigadora y pediatra Julie Lumeng de la Universidad de Míchigan con 785 niños estadounidenses demostró que, por cada hora extra de descanso, la incidencia de obesidad en los años posteriores se reducía en más del 40 %. Este hecho no debería sorprendernos si tenemos en cuenta que la privación de sueño suele estar en la base de un círculo vicioso: cuanto menos dormimos, más necesidad sentimos de recurrir a la ingesta de alimentos estimulantes que nos mantengan despiertos, como el café, el té, el chocolate y las bebidas gaseosas, que a su vez no hacen sino empeorar aún más los trastornos del sueño, al tiempo que nos empujan a comer de más y, por tanto, a desarrollar obesidad. En otras palabras, las personas que duermen menos parecen tener una mayor propensión a consumir comida basura, ricos en grasas y azúcares simples.

Además, las personas que se caracterizan por una relación conflictiva con Morfeo son también quienes presentan una menor adherencia a la dieta mediterránea. Por el contrario, se ha demostrado que una alta adherencia a esta dieta tiene efectos positivos sobre el sueño, probablemente debido a la sinergia de propiedades beneficiosas resultantes de la combinación de alimentos contenidos en este tipo de alimentación.

Pero los efectos negativos de la falta de sueño no terminan ahí. Algunos estudios han revelado que si la duración del sueño desciende por debajo de un determinado umbral, el cual difiere según la edad, aumentan los accidentes de tráfico y laborales, la depresión, los infartos de miocardio y los derrames cerebrales. Piensa que dormir menos de seis horas al día aumenta ¡hasta en un 10 % el riesgo de desarrollar hipertensión!

A estas alturas es probable que te estés preguntando: ¿a qué hora me debo acostar? Un estudio realizado por un grupo de investigadores británicos demuestra que la mejor hora para apagar la luz (es decir, la que está más en sintonía con nuestro reloj biológico) es entre las 10 y 11 de la noche durante el horario de invierno (entre las 11 y la medianoche durante el horario de verano). Los investigadores llegaron a esta conclusión tras realizar un seguimiento entre 2006 y 2010 a 88 026 personas de entre 43 y 79 años, que llevaron un acelerómetro de muñeca durante siete días consecutivos para registrar su hora de acostarse y levantarse. Después de seis años de recopilar la información, los investigadores descubrieron que quienes solían acostarse después de medianoche o antes de las 10 de la noche tenían un 25 % más de probabilidades de desarrollar enfermedades cardiovasculares. En el caso de quienes se dormían entre las 11 y la medianoche, el riesgo se mantenía, pero se reducía a la mitad (el 12 %).

Sin importar si eres un búho, una alondra o un colibrí, hay algunos buenos hábitos que pueden ayudarte a dormir más y mejor. Vamos a verlos.

Consejos para dormir bien

» Esfuérzate por comer de forma saludable y más ligera: adoptar una alimentación sana, en la que privilegies la fruta y la verdura, no solo es importante para mantenerte hidratado, sino que también es muy útil para irte a la cama sin agobios y en las mejores condiciones para conciliar el sueño rápidamente.

» Evita la exposición a móviles y tabletas por la noche, ya que su luz azul tiene un efecto negativo sobre la secreción de melatonina.

» Evita en la medida de lo posible la actividad física nocturna.

» Intenta crear un entorno con poca exposición a la luz: apagar las luces de casa y encender velas (tal vez perfumadas) brinda una luz más tenue y relajante, que es buena para que te prepares para conciliar el sueño.

» Esfuérzate por evitar las discusiones con tu pareja y otros miembros de la familia antes de irte a la cama: pospón las interacciones más difíciles, también desde el punto de vista emocional, para la primera parte del día siguiente.

» Elige un ritual de relajación (meditación, lectura de un libro, escuchar música suave) media hora antes de acostarte, para facilitar la transición entre las actividades del día y el reposo nocturno.

SEGUNDA PARTE

UNA JORNADA
AL RITMO DE LAS HORMONAS

ANTES DE EMPEZAR

En esta parte analizaremos juntos un día típico, centrándonos en lo que ocurre dentro de nuestro cuerpo por la mañana, por la tarde y por la noche. En primer lugar, describiré el cuadro hormonal de cada momento del día, que es lo que nos hace diferentes (y más aptos para realizar una determinada actividad, y no otra) a medida que pasan las horas. El concepto puede entenderse con claridad si pensamos en la novela de Luigi Pirandello *Uno, ninguno y cien mil*. Es un poco lo que nos ocurre a nosotros, que tendemos a percibirnos de forma unívoca ("uno"), pero que en realidad asumimos, a lo largo de un mismo día, infinitos matices hormonales ("cien mil"), para tal vez decidir no reconocernos a cabalidad en ninguno de ellos ("ninguno").

Aquí te presento algunos ejemplos prácticos para introducirte en el tema. Imagina que ha llegado el verano o, peor aún, que acaban de terminar las vacaciones de Navidad. Te miras al espejo y te das cuenta, para tu desgracia, de que ese poquito de barriga que creías haber eliminado hace tiempo ha reaparecido. Empiezas con los buenos propósitos: ¿será mejor salir a caminar todas las mañanas o una intensa sesión de gimnasio por la tarde? Aquí, recuerda siempre que hacer ejercicio por la mañana o por la tarde no tiene el mismo efecto sobre el metabolismo, y la hora del día en la que hacemos ejercicio puede tener un gran impacto en el resultado final.

Pero decidir a qué hora hacer ejercicio no es la única área en la que es importante mirar el reloj. Como ya dijimos, existe un momento para cada cosa, y cada célula, tejido o función de nuestro organismo tiene sus tiempos que alcanzan un pico máximo y uno mínimo a lo largo de las 24 horas que componen la jornada. Esto significa que podemos descubrir cuál es la hora adecuada para el intestino, para los músculos, para el sistema inmunitario, etc., y acomodar el horario puede ser de importancia fundamental para mejorar nuestra salud.

Así que, una vez más, ¡atento al reloj y allá vamos!

6. LA MAÑANA: LOS BUENOS DÍAS DE LAS HORMONAS

El despertar del cuerpo

¡Ring, ring! ¡Buenos días! ¿Estás listo para empezar un nuevo día?

Debes saber que cuando abrimos los ojos por la mañana, el despertar involucra todo el cuerpo. Nuestros órganos estiran los brazos y dan un gran bostezo, dan vueltas en la cama, igual que nosotros, esperando los famosos "cinco minutos más" antes de entrar en acción. Por la noche, la presión arterial y frecuencia cardiaca bajan porque no tenemos que correr ni enfrentarnos a otras dificultades. Pero entonces, al sonar el despertador, entran en juego el cortisol y la adrenalina, que hacen un poco lo mismo que yo cuando saco a mis hijos de la cama para ir al colegio. Es el momento en que la melatonina termina su turno de trabajo y se va a descansar, para volver por la noche. Poco a poco, nuestro organismo vuelve a ponerse en marcha: el corazón empieza a latir más deprisa y se liberan hormonas que generan una especie de vasoconstricción, aumentando la presión arterial y los niveles de azúcar en sangre. ¡Se necesita combustible para poner el coche en marcha!

Este despertar de todas las funciones de nuestros órganos, al que asistimos cada día como espectadores indiferentes, puede sufrir verdaderas alteraciones en todas aquellas personas que padecen enfermedades cardiovasculares. De hecho, en tales casos, el despertar del sistema cardiovascular puede ser tan brusco que desencadene infartos o accidentes cerebrovasculares. Por eso, no es casualidad que en la literatura médica se informe que los episodios cardiovasculares se producen con mayor frecuencia en las primeras horas del día.

Por la mañana, el organismo se prepara para su lucha diaria y empieza a presionar los botones de encendido de todo el cuerpo para que todos los sistemas estén listos para entrar en acción. No solo el cortisol y la adrenalina aumentan sus niveles: la testosterona, una hormona muy apreciada por los hombres, también tiene su primer pico a esta hora del día, y junto con ella otros andrógenos, razón por la cual el deseo sexual de los hombres alcanza su punto máximo por la mañana.

El mejor momento para la actividad física

Si hasta ahora hablamos de cambios hormonales fisiológicos e involuntarios (sobre los que no tenemos mucho poder), la cuestión de cómo utilizar esta primera parte del día es diferente. Imagínate que quieres perder unos kilos de más: el médico o nutricionista te aconseja hacer ejercicio, y te da información sobre cuánto y qué tipo de ejercicio debes hacer, pero ninguna indicación sobre cuándo. Pues bien, lo que puedo decirte es que si sales a correr o a nadar por la mañana, la báscula lo reflejará.

Así lo afirma un estudio realizado por un equipo sueco de investigación en ratones. Todavía no he hablado de mi etapa como investigadora en un laboratorio con animales, ¡una época de mi vida en la que de verdad me sentí una Científica con la C mayúscula! Ya sé que esto va a hacer que los defensores de los derechos de los animales frunzan la nariz, pero lo cierto es que la investigación recurre a veces a modelos experimentales animales (sobre todo para probar la eficacia de nuevos medicamentos) porque, si bien es cierto que los seres humanos y los ratones tienen profundas y evidentes diferencias, también es verdad que comparten muchas funciones fisiológicas básicas. En el estudio que mencioné antes, se analizaron dos grupos de ratones: un grupo corría durante la primera parte del día, el otro durante la segunda mitad. Bueno, pues se descubrió que los ratones que hacían ejercicio a primera hora de la mañana eran los que más grasa quemaban, independientemente de la cantidad de comida ingerida.

Así pues, ya estamos de acuerdo en que la actividad física es siempre una buena idea, y que en general es mejor hacerla por la mañana que por la tarde, la única pregunta es si es mejor hacerla antes o después del desayuno. Pues bien, la respuesta es que el mejor momento sería justo después de despertarse, incluso antes del desayuno. Así lo revela un estudio realizado por investigadores de las universidades de Bath y Birmingham, en el Reino Unido. Inscribieron a pacientes con obesidad que se sometieron a sesiones de ejercicio consistentes en 50 minutos en una bicicleta estática tres veces por semana durante seis semanas. El grupo de voluntarios que participó en el estudio se dividió a su vez en tres subgrupos: uno hizo ejercicio antes del desayuno, otro después y un tercero no hizo ejercicio en absoluto. ¿Los resultados? Los individuos que hicieron ejercicio antes del desayuno quemaron el doble de grasa que los que lo hicieron después.

La causa puede radicar en los bajos niveles de insulina en nuestro organismo antes del desayuno. La insulina es una hormona llamada "anabólica", es decir, está relacionada con el metabolismo, lo que significa que hace que guardemos lo que comemos y lo volvamos a poner en circulación durante los periodos de ayuno. En el caso del estudio mencionado, esto significaba que los pacientes que realizaron una actividad física antes del desayuno quemaban los pocos carbohidratos aún disponibles tras el ayuno nocturno, y recurrían directamente a las reservas de grasa como fuente de energía. Este efecto benéfico no se limitó a la mañana, sino que se extendió durante el resto del día. De hecho, el grupo que se ejercitaba antes del desayuno necesitó niveles más bajos de insulina para mantener bajo control la glucemia (es decir, la concentración de azúcar en sangre), lo que demostró también una mayor sensibilidad de los tejidos objetivo, es decir, hígado, tejido adiposo y músculos, a la acción de la propia insulina. Este mecanismo de respuesta es muy importante y puede ser muy beneficioso para las personas con sobrepeso, sedentarias o que padecen resistencia a la insulina (una condición patológica que suele ser la antesala de la diabetes *mellitus* de tipo 2, caracterizada por una mayor producción de insulina, que encuentra resistencia a su acción en los tejidos objetivo).

En el mismo estudio se demostró que, de hecho, quienes hacían ejercicio antes del desayuno no perdían más kilos que los que lo hacían después, pero presentaban una mayor mejora en términos de parámetros metabólicos. En otras palabras, era como si el metabolismo antes del desayuno fuera más sensible a los efectos benéficos del ejercicio.

Desayuna como un rey

Después del ejercicio necesitamos recuperar la energía consumida desayunando. Pero ¿cuánto hay que desayunar? En la primera parte del libro te contaba cómo, para mí, el desayuno siempre ha sido una parte esencial del día. Por eso procuro darle un ritmo pausado, incluso en los días de trabajo, despertándome un poco antes que el resto de la familia. Ese café que se disfruta en el silencio de la casa, cuando los niños duermen, ¡tiene otro sabor!

"Desayuna como rey, come como príncipe y cena como mendigo": ¡el cuadro hormonal de nuestro organismo por la mañana en verdad requiere un desayuno importante! Este proverbio retoma un concepto fundamental de la crononutrición:

consumir la mayor parte de las calorías en la primera parte del día ayuda a mantener el peso ideal a lo largo del tiempo.

Es por eso que las personas que desayunan bien y comen menos en la comida y en la cena suelen estar más sanas. Así lo revela también un estudio realizado con 50 000 miembros de la Iglesia Cristiana Adventista del Séptimo Día, conocidos por ser más sanos que el promedio debido al estilo de vida natural y vegetariano que promueve su fundador. El estudio reveló que las personas más delgadas eran las que desayunaban abundantemente (se considera la comida más importante del día), comían poco y cenaban menos, o incluso se saltaban la cena por completo. Desayunar mucho también parece proteger el corazón. Así lo afirma la Sociedad Americana de Cardiología, que recomienda el desayuno como comida principal del día para reducir los factores de riesgo cardiovascular.

Pero, cambiando de tema, ¿te has preguntado alguna vez por qué la gente siempre va a clase por la mañana? ¡Hay una explicación! Estamos diseñados para estar en nuestro mejor momento a media mañana. Entre las nueve y las 11 de la mañana se produce un pico en la memoria a corto plazo, pero no solo eso. La atención, la exactitud y la precisión de los gestos también están en su punto más alto. En otras palabras, la mañana es el momento del día más propicio para el aprendizaje y cuando se puede trabajar con mayor concentración.

7. LA TARDE: LA HORA DE LA SIESTA

La importancia de la siesta

Llegamos a la hora de comer. La primera parte del día ha pasado: empezamos a sentirnos más cansados y, una vez que tenemos el estómago lleno, para muchos de nosotros comienza la ansiada siesta. Hablamos de esos 20 o 30 minutos en los que nos sentimos literalmente embelesados por las ganas de tirarnos en la cama o en el sofá. La costumbre de dormir la siesta después de comer viene directamente de España. El término procede del latín *hora sexta*, que para los antiguos romanos significaba la transición de la primera a la segunda parte del día, que empezaba al amanecer (*hora prima*). De hecho, en la antigua Roma, el día se dividía en 12 horas, sin importar su diferente duración en invierno y en verano.

En italiano, a la siesta después de la comida también se le llama *pennica*, del latín *pendiculare*, que significa "estar suspendido, inclinarse". Esto se debe a que quienes duermen en un sillón o una silla tienden a adoptar una posición corporal que les hace inclinarse hacia un lado, hacia adelante o hacia atrás. Este término también alude al movimiento de balanceo de la cabeza, típico cuando uno se queda dormido en una posición incómoda.

Otro término italiano que alude al mismo hábito es el llamado *pisolino*, diminutivo de *pisolo*, que parece derivar de la palabra *pisolare*, término de uso común en la ciudad de Pistoia. En el siglo II a. C. la capital toscana era una ciudad romana donde tenía lugar el abastecimiento de las legiones. El origen de su nombre parece remontarse a la palabra *pistorium* (el *pistor* era el panadero y *pisare* en latín significaba "moler"). Por ello, se cree que la palabra *pisolino* puede aludir al ruido producido al roncar, que recuerda vagamente al sonido de una rueda de molino.

El hábito de la siesta después de la comida es típico de algunos países del mundo, sobre todo de América Latina, China, India y varios países mediterráneos (como España o el sur de Italia: donde yo crecí, por ejemplo, la siesta de la tarde era una obligación al menos hasta los años noventa). Durante el tiempo que pasé en Estados Unidos investigando comprobé que la siesta es, en efecto, un hábito internacional. En Texas, por ejemplo, gran parte de la población procede de países latinoamericanos vecinos, incluido México. Muchos de mis colegas mexicanos, después de comer, solían interrumpir sus experimentos durante una hora más o menos, ¡precisamente para dedicarse a la indispensable siesta!

Pero ¿cuál es su finalidad desde el punto de vista del bienestar de nuestro organismo? La siesta, en cierto modo, nos protege de la sobrecarga de trabajo en las horas más calurosas del día y en un momento muy delicado para nuestro organismo, es decir, la digestión. En 2005 el presidente del Gobierno español, José Luis Rodríguez Zapatero, propuso eliminar la siesta después de la comida del mediodía de los funcionarios públicos para equiparar sus horarios laborales a los del resto de Europa. ¿Resultado? Se suscitaron muchas polémicas e incluso ha habido iniciativas curiosas, como el campeonato nacional de siesta, celebrado en un centro comercial de Madrid.

Pero ¿por qué el cuerpo siente la necesidad de parar un rato a primera hora de la tarde? Debido a la concentración de azúcar en sangre, que es mayor después de comer y provoca que ciertas células cerebrales que tienen la función de mantener la mente alerta y ágil se desconecten. Este descubrimiento fue realizado por un grupo de investigadores de la Universidad de Mánchester, que estudiaron algunas neuronas concretas del hipotálamo capaces de producir orexina, una proteína descubierta en 1998 que parece participar en la regulación del ritmo sueño-vigilia. Este mecanismo hormonal tendría orígenes ancestrales: cuando estamos en ayunas, aumenta la actividad de las neuronas productoras de orexina, lo que explicaría la dificultad para conciliar el sueño cuando se tiene hambre, pues favorece la búsqueda de alimentos, necesarios para la supervivencia de la especie. A la inversa, tener el estómago lleno favorece la relajación y, por tanto, conciliar el sueño, con el fin de maximizar la energía obtenida durante la comida. Curiosamente, existe un vínculo entre la sensibilidad a la glucosa de estas neuronas concretas y los cambios en el metabolismo. Por ello, un mal funcionamiento de las primeras puede provocar obesidad.

En cualquier caso, si sientes el impulso irrefrenable de tirarte de cabeza en el sofá después de comer, no tienes por qué sentirte culpable. Una noticia reconfortante al respecto viene directamente de la ciencia. Un estudio publicado en *General Psychiatry* ha demostrado que dormir una siesta después de comer se asocia, por lo general, a una mejora de la agilidad mental, la fluidez verbal y la memoria de trabajo.

El estudio se realizó con más de 2000 chinos mayores de 60 años y demostró que quienes descansaban regularmente después de comer tenían un mejor rendimiento cognitivo que los que solo dormían por la noche. Pero ¡cuidado! Las siestas deben ser de corta duración (no más de 30 minutos). Si la siesta dura más tiempo, las funciones cognitivas pueden resultar afectadas.

Desconectarse un rato después de comer también parece beneficiar nuestra salud cardiovascular. Lo dicen los médicos de la Escuela de Salud Pública de Harvard, en Boston, que realizaron un amplio estudio con voluntarios de entre 20 y 86 años. Aproximadamente 24000 personas, que no padecían enfermedades cardiovasculares ni cáncer al inicio del estudio, fueron sometidas a un seguimiento a lo largo de los años. Pues bien, aquellos que se permitían dormir tres siestas de media hora a la semana reducían el riesgo de infarto en un 40%. Esto se debe a que una breve siesta después de la comida del mediodía reduce los niveles de cortisol en la sangre, que suelen ser altos debido a nuestro ajetreado ritmo de vida.

Pero ¿qué más ocurre con las hormonas durante la tarde? En primer lugar, el nivel de TSH (la hormona segregada por la hipófisis para estimular la función tiroidea) comienza a bajar, al igual que el nivel de testosterona en los hombres. No podía faltar en esta lista el cortisol. Ya he mencionado que esta hormona es la encargada de regular el ritmo de nuestros días. Por la tarde, su concentración en la sangre comienza a disminuir poco a poco, dando paso a la melatonina.

¿Qué actividades realizar por la tarde?

Ya dijimos que la mañana es el mejor momento para hacer deporte, también hay otra franja horaria adecuada para ello, que es a última hora de la tarde (para ser más precisos, entre las seis y las siete de la tarde). Durante este lapso, la coordinación, la función cardiovascular y los músculos alcanzan su máximo rendimiento. Por tanto, se pueden realizar todos aquellos deportes de resistencia como correr, nadar y montar en bicicleta. No es casualidad que cerca del 80% de los récords olímpicos se disputa a última hora de la tarde. Por si fuera poco, el riesgo de lesionarse haciendo deporte es menor a esta hora del día. Los músculos parecen más flexibles, lo que reduce el peligro de torceduras. Según un estudio realizado en Nueva York con 4 756 pacientes, los pulmones rinden un 17.6% más a partir de las cinco de la tarde. Pero ¡cuidado con llegar demasiado tarde! Dedicarse a una actividad física intensa en la ventana de tiempo inmediatamente anterior a la hora de acostarse puede interferir con los mecanismos que nos permiten conciliar el sueño.

La ciencia también se ha divertido identificando ciertas actividades que, si se realizan por la tarde, pueden ser más benéficas para el sueño. He aquí algunos ejemplos. ¿Tienes dolor de muelas y tienes que ir al dentista? Busca que te den cita cerca de las dos de la tarde. La asociación de dentistas ingleses recomienda esta hora porque, por razones que aún no se conocen del todo, la anestesia puede durar tres veces más si se administra a primera hora de la tarde. Y la cosa no acaba ahí. También se ha identificado la hora más adecuada para realizar las tareas del hogar. Hacia las tres de la tarde, la coordinación mano-ojo alcanza su máximo rendimiento y el pico vespertino de endorfinas alivia los dolores que puedan surgir al agacharse para pasar la aspiradora. Esta extraña recomendación es de Michael Smolensky, cronobiólogo estadounidense y autor del libro *The Body Clock Guide to Better Health* (El reloj del cuerpo. Guía para una mejor salud). También entre las tres y las cuatro de la tarde, la capacidad de memoria a largo plazo alcanza su punto más alto. Por eso son bienvenidas las reuniones de trabajo importantes o la planificación minuciosa del trabajo a realizar. Este es, de hecho, uno de los momentos del día más adecuados para almacenar y retener información.

A estas alturas, seguro que te estás preguntando si hay una hora del día mejor para causar una buena impresión… Pues, ¡desde luego que no por la tarde! Y es que, entre las cuatro y las seis, la capacidad de socialización de los seres humanos es mínima y se correría el riesgo de fracasar. En este sentido, creo que soy la clásica excepción a la regla, porque conocí a mi marido una tarde de verano hace más de 20 años, mientras participábamos en los Collegiadi, un evento deportivo organizado por la Universidad Católica de Roma para ayudar a los estudiantes a romper el estrés de los exámenes de verano.

La franja horaria de entre las cuatro y las seis de la tarde también se considera la peor para las entrevistas de trabajo. De hecho, la Harvard Business School realizó un estudio sobre 9 000 solicitudes de empleo y descubrió que los últimos entrevistados de la tarde eran los que obtenían peores resultados.

8. NOCHE: ¿SUEÑO BIFÁSICO O CONTINUO?

Buenos hábitos nocturnos

Después de un día atareado, ¡por fin llega la hora de descansar! Conforme se aproxima la noche, nuestro organismo empieza a apagarse lentamente y debemos respetar sus necesidades. Si tratamos de reactivar "la máquina" cuando debería permanecer apagada, corremos el riesgo de alterar su delicado equilibrio.

A esta hora del día, un buen hábito sería despegarse un poco de los dispositivos electrónicos. La tecnología (teléfonos móviles, ordenadores y tabletas) es ya parte integrante de nuestro cuerpo. El trabajo, las relaciones sociales, el entretenimiento... hoy en día (sobre todo después del covid) todo tiende a desarrollarse a distancia y a través del filtro de una pantalla. Si durante los meses de encierro el uso de estas herramientas nos ofrecía una tabla de salvación, dándonos la posibilidad de preservar al mínimo nuestras relaciones sociales, hoy, en definitiva, su omnipresencia ha empeorado nuestra vida cotidiana.

El móvil por ejemplo, ya no es solo una herramienta que nos permite comunicarnos con personas físicamente alejadas de nosotros, sino que, para efectos prácticos, se ha convertido en una especie de extensión del cuerpo humano que acaba enfriando las relaciones interpersonales, en especial las más cercanas y domésticas (con la pareja y los hijos sobre todo). Piensa que los estadounidenses han acuñado incluso un nuevo término: el *phubbing*, mezcla de *phone* (teléfono) y *snubbing* (desairar, despreciar), para referirse al comportamiento de las personas que utilizan su teléfono como herramienta para evitar la interacción con la gente que les rodea.

Hoy en día, cada vez con más frecuencia, los dispositivos electrónicos no mejoran ni simplifican la vida de quienes los utilizan, sino que terminan por convertirse en una fuente de estrés. Quienes padecen ansiedad social o depresión corren el riesgo de desarrollar una verdadera adicción al móvil debido a una mayor sensibilidad a las notificaciones. Así lo afirma un estudio estadounidense que, entre otras cosas, demuestra que quienes más utilizan el teléfono móvil son también los más propensos al chisme. Las redes sociales como Facebook, Instagram, Twitter o TikTok también están diseñadas de modo tal que captan nuestra atención sin que seamos conscientes de ello, lo que nos lleva a desarrollar verdaderas adicciones si no somos capaces de ejercer el autocontrol.

Volviendo a los buenos hábitos nocturnos, como ya he dicho, la luz que emiten los dispositivos tecnológicos puede influir de forma negativa en la secreción de melatonina. Por lo tanto, es mejor evitar utilizarlos después de cenar. Pero ¿es esto suficiente para garantizar un sueño reparador?

No, cuando el día se acerca a su fin, sería conveniente atenuar las luces. Sí, has oído bien. Sería bueno bajar el telón de la iluminación.

La exposición a fuentes de luz por la noche equivale a comer comida basura cuando estás a dieta.

Ambas cosas tienen efectos nocivos sobre nuestro organismo. Basta pensar que, en Australia, la iluminación media de las casas es tan intensa que disminuye la secreción de melatonina ¡hasta en un 50%! Los nuevos focos de bajo consumo promovidos por el Gobierno generan aún más luz que los antiguos.

La desaparición del sueño bifásico

La difusión de la luz artificial también es responsable de la desaparición del sueño bifásico (sistema que permite distribuir el sueño en dos o más momentos del día, en lugar de dormir solo durante la noche), que requiere la alternancia fisiológica de luz/oscuridad para producirse. Esta teoría fue desarrollada por Roger Ekirch, un historiador estadounidense y profesor de la Universidad Virginia Tech (uno de los centros de investigación más importantes de los Estados Unidos). Segú Ekirch el hábito de dormir ocho horas seguidas es una convención moderna, propiciada por la introducción de la luz artificial.

De acuerdo con sus investigaciones, en el pasado la gente dormía en dos fases distintas, intercaladas con un periodo de vigilia de una o dos horas, normalmente entre las 11 de la noche y la una de la madrugada. Durante este tiempo se dedicaban a la oración, a la reflexión y al estudio, a conversaciones con familiares o a la actividad sexual. En los años noventa Ekirch investigó en los archivos nacionales del Reino Unido para saber más sobre los hábitos de sueño de la gente antes de la Revolución Industrial. Los documentos consultados, que datan desde la Alta Edad Media hasta la Revolución Industrial, hablaban de dos periodos de sueño distintos, denominados "primer sueño" y "segundo sueño". El intervalo entre ambos se denominaba en algunos documentos franceses *dorveille* (duermevela), término que sigue designando un estado intermedio entre el sueño y la vigilia. La hipótesis de Ekirch, recogida en el libro *At Day's Close: A History of Nighttime* (Al final del día: una historia de la noche), es que el sueño bifásico fue el patrón dominante entre los seres humanos durante miles de años, una condición quizá heredada de nuestros antepasados prehistóricos. De hecho, encontramos referencias al "primer sueño" incluso en obras literarias antiguas, desde Plutarco a Virgilio, pasando por Homero.

Es interesante resaltar cómo el despertar entre una fase de sueño y la siguiente no lo provocaba un ruido o sonido (el despertador se inventó más tarde, a finales del siglo XVIII); incluso se pensaba que el sueño fragmentado podía deberse también a las camas de la época, que no eran muy cómodas. Estas iban desde camas de brezo silvestre o simple tierra hasta colchones rellenos de paja o trapos; solo los ricos tenían colchones de plumas tal y como los conocemos hoy. La gente solía dormir con otras personas (en la misma habitación o incluso en la misma cama): no solo amigos o conocidos, sino también perfectos desconocidos, sobre todo cuando viajaban. Para reducir la incomodidad causada por esta proximidad, se procuraba respetar ciertas convenciones sociales, como intentar no darse demasiadas vueltas en la cama o evitar el contacto físico. El tiempo entre uno y otro sueño también podía dedicarse a actividades campesinas o tareas domésticas (cuidar de los animales de la granja, remendar, peinar la lana o arreglar la leña, por ejemplo). Es curioso, pero la tenue luz de las lámparas de aceite era esencial para preservar el estado de relajación que permitía volver a dormirse con bastante facilidad. Por eso sería importante en nuestra época bajar el nivel de luminosidad, es decir, recrear una especie de atardecer en nuestros hogares.

Uno de los experimentos más conocidos sobre el sueño bifásico es el publicado en 1992 por el psiquiatra e investigador estadounidense Thomas Wehr, del Instituto Nacional de Salud Mental de Bethesda (Maryland). Wehr realizó un experimento para evaluar el impacto de la luz en los ritmos circadianos. Se colocó a un grupo de hombres durante un mes bajo condiciones de ausencia de cualquier fuente de luz durante 14 horas al día. Solo durante 10 horas al día podían salir de sus habitaciones sin ventanas y completamente a oscuras, donde tenían prohibido hacer ejercicio o escuchar música. Al principio, los hombres mantuvieron un sueño ininterrumpido, pero luego, poco a poco, comenzaron a experimentar el sueño fragmentado que Ekirch descubrió en su investigación. Los participantes en el estudio dormían unas cuatro horas, luego se despertaban hacia medianoche y, tras dos o tres horas de vigilia, volvían a dormir otras cuatro horas. Wehr descubrió que este comportamiento del sueño también reflejaba una variación en la secreción de melatonina, que se había ajustado como resultado de la diferente exposición a la luz.

Un estudio semejante confirmó los resultados del estudio de Wehr. Este fue conducido en 2015 por David Samson, profesor de la Universidad de Duke (Estados Unidos), en una aldea agrícola de la comunidad de Mandena, en el noreste de Madagascar. En esta aldea, la mayoría de las casas carece de energía eléctrica. Imagínate lo romántico que puede ser un lugar donde las noches solo se iluminan con la luz de la luna, las estrellas o el fuego de las cocinas. Los habitantes de este lugar duermen unas cuantas horas: en promedio, seis horas y media por noche (mucho menos que los italianos y los estadounidenses). Además, si alguien se despierta a medianoche, suele quedarse despierto una o dos horas para realizar diversas actividades, y para todos el despertador suena hacia las 5:30 de la mañana. Es interesante señalar que, en el estudio, el 60% de los entrevistados se describe a sí mismo como satisfecho con la calidad de su sueño, lo que indica que dormir toda la noche no es el único parámetro para definir el sueño "satisfactorio".

Según la hipótesis de Ekirch, tras la Revolución Industrial el sueño bifásico dejó de ser progresivamente un hábito compartido, debido a la aparición de la iluminación artificial, primero de gas y luego eléctrica, que permitió acostarse más tarde y acabó así con una compresión general del sueño. La iluminación urbana ha provocado una auténtica transformación del consumo, haciendo posible socializar y divertirse incluso de noche.

Si hoy quisiéramos experimentar un sueño bifásico, sería extremadamente difícil conciliarlo con los ritmos de la vida moderna y, sobre todo, con la duración de nuestras noches, que debería ser mucho más corta. Para tener un sueño bifásico es fundamental acostarse temprano y restablecer la exposición a la luz y a la oscuridad naturales. El intento de conciliar este tipo de sueño con ritmos de vida moderados no haría sino aumentar nuestro cansancio y estrés.

Dicho lo anterior, puede que ahora te estés preguntando dónde podrías dormir como lirón. Bueno, pues la respuesta correcta es: ¡en el campo! Si tenemos en cuenta que las zonas urbanas permiten vivir tanto de noche como de día y que, en general, los citadinos duermen menos de seis horas por noche, por lo que se despiertan poco satisfechos, no queda más remedio que organizar unas vacaciones o unos fines de semana en el campo, para experimentar un sueño reparador y libre de interferencias externas.

Pero eso no es todo. Ten cuidado también cuando te sientes a comer. Procura no ceder al azúcar ni a las grasas saturadas. Un estudio publicado en el *Journal of Clinical Sleep Medicine* concluyó que

nuestro sueño es un espejo de lo que comemos.

Comer mal, sobre todo por la noche, provoca una reducción del sueño de ondas lentas (la fase más profunda del sueño) y un mayor tiempo para conciliar el sueño. Además, consumir demasiada azúcar por la noche puede causar que te despiertes más a menudo. En cambio, comer más fibra en la cena puede mejorar el reposo nocturno. Quienes duermen mejor también son capaces de producir mayores cantidades de leptina que, como hemos visto, se traduce en una menor sensación de hambre. Por el contrario, quienes duermen mal experimentan una mayor secreción de grelina, que aumenta el apetito e impulsa a comer más.

El ciclo diurno de las hormonas femeninas

Las hormonas sexuales femeninas (estrógenos, progesterona, hormona foliculoestimulante y hormona luteinizante) fluctúan de forma regular no solo a lo largo del mes con el objetivo de preparar el organismo de la mujer para la ovulación y el posible embarazo, sino también durante las 24 horas del día. Así se desprende de un estudio de la Universidad de

Harvard, que ha confirmado resultados similares obtenidos en modelos animales. Para llegar a esta conclusión, los investigadores realizaron análisis hormonales en 17 mujeres cada dos horas durante nueve días consecutivos. Comprobaron que en la primera parte del ciclo menstrual (la que precede a la ovulación), el estrógeno, la progesterona, la FSH y la LH tienen fluctuaciones diarias recurrentes; en la segunda parte del ciclo, solo la FSH sigue fluctuando. Esto parece sugerir que las fluctuaciones diarias de las hormonas sirven para regular el momento del día en que se produce la ovulación.

Algunos estudios realizados en ratas y ratones hembra demuestran que estos animales también tienen un ciclo hormonal diurno, lo que parece provocar que la ovulación se produzca en el momento en que los roedores están más inclinados a aparearse. Por tanto, también en las mujeres los ciclos hormonales podrían regular el deseo sexual, sincronizándolo con la ventana de mayor fertilidad, pero la muestra estudiada es aún demasiado reducida para poder afirmarlo con certeza.

En caso de confirmar estos resultados, se podría explicar, al menos en parte, por qué las mujeres que trabajan en turnos nocturnos suelen tener más dificultades para concebir: la alteración de los ritmos circadianos normales podría modificar las fluctuaciones hormonales diarias y, con esto, los tiempos de ovulación y el deseo sexual.

Estos descubrimientos también podrían explicar los cambios en el estado de ánimo a lo largo del día que informan las mujeres en algunos estudios anteriores: la investigación de un grupo de mujeres estudiantes muestra que el estado de ánimo tiende a ser mejor desde que se despiertan hasta el mediodía, desciende bruscamente alrededor de las dos de la tarde, vuelve a subir poco después y luego disminuye poco a poco en la segunda mitad del día. Esto se debe a que los estrógenos y la progesterona interactúan con la serotonina y la dopamina (dos neurotransmisores que intervienen en la regulación del estado de ánimo), lo que ejerce una importante influencia en la química cerebral.

9. LA CRONONUTRICIÓN

Después de la luz, la alimentación es el principal sincronizador del ritmo circadiano del ser humano. Por una parte, la regularidad en la cantidad y el horario de las comidas es fundamental para la armonía de nuestros relojes biológicos; por otra, lo que ponemos en el plato puede estar más o menos adaptado a las necesidades de nuestro organismo, que cambian con las horas, los meses y las estaciones. La crononutrición es un enfoque de la alimentación ideado en 1986 por Jean-Robert Rapin, profesor de farmacología, y por el médico nutricionista Alain Delabos. Se basa en la idea de que la alimentación debe ajustarse a nuestro reloj biológico interno y a sus secreciones hormonales y enzimáticas, porque no solo es importante *qué* comemos, sino también *cuándo* comemos.

Nutrición según la hora del día

Un mismo alimento puede digerirse y asimilarse de forma diferente según el momento en que se ingiera. Los principios de la crononutrición establecen que debemos consumir distintos tipos de alimentos según el siguiente patrón:

» **Carbohidratos complejos, fibras, proteínas y una pequeña cantidad de grasa principalmente por la mañana.** El desayuno perfecto debería combinar una fuente de fibra (por ejemplo, fruta de temporada picada, zumo de fruta o licuados), una fuente líquida (por ejemplo, un vaso de leche vegetal sin azúcares añadidos), una fuente de carbohidratos integrales (por ejemplo, pan de avena, pan integral, pan de kamut, galletas sin azúcares añadidos o granola casera elaborada con copos de cereales integrales, pasas y frutos secos) y, por último, una fuente de proteínas (por ejemplo, frutos secos, huevos, requesón fresco). Es de suma importancia no saltarse el desayuno. En un estudio realizado en 2013 por la Universidad de Harvard se observó que los llamados *breakfast skippers* (personas que omiten el desayuno) tienen un 27 % más de riesgo de sufrir un infarto, incluso de morir, que los que toman un desayuno equilibrado. Durante la primera parte del día predomina la producción de hormonas catabólicas en el organismo. Entre ellas se encuentra el cortisol, que alcanza su nivel máximo por la mañana para preparar al organismo para el estrés típico del despertar y la consiguiente demanda de energía, promoviendo el catabolismo proteico y la gluconeogénesis. Así pues, por la mañana tienen lugar todos aquellos procesos metabólicos dirigidos a la descomposición y al mejor aprovechamiento de los nutrientes. Además, ingerir proteínas en el desayuno tiene la función de reducir la producción de hormonas orexigénicas (como la grelina) y aumentar la producción de hormonas anorexigénicas (leptina), haciendo que sintamos menos hambre durante el día.

» **Una comida completa al mediodía,** compuesta de proteínas, carbohidratos de bajo índice glucémico y verduras. La idea sería empezar la comida con verduras crudas (por ejemplo, zanahorias, apio, hinojo), para evitar comer demasiado deprisa y con voracidad. La ingesta de verduras al principio de la comida también puede "atrapar" los carbohidratos ingeridos a continuación, ralentizando su absorción y, por tanto, el pico de glicemia subsecuente. Se ha demostrado que la hora del día en la que se ingiere la comida también puede influir en el peso: en un estudio realizado con más de 400 mujeres obesas o con sobrepeso se observó que quienes comen más tarde, es decir, después de las tres de la tarde, tienden a perder bastante menos peso que quienes comen temprano.

» **Una merienda ligera,** que puede consistir en fruta fresca, chocolate negro o zumos de cítricos de origen natural *por la tarde*. Estos alimentos son ideales en la segunda mitad del día, cuando las hormonas anabólicas (es decir, las responsables de almacenar energía) comienzan a prevalecer, lo que hace más fácil almacenar lo que se come.

» **Una cena a base de verduras y proteínas magras.** Hacia la noche, la tolerancia a los carbohidratos disminuye debido a la reducción fisiológica de la secreción de insulina, por lo que es aconsejable evitar los azúcares simples durante esta parte del día, cuando el cuerpo se prepara para dormir. De hecho, es una fase en la que aumenta de forma considerable la asimilación de los alimentos, gracias a la prevalencia de hormonas anabólicas, que favorecen su almacenamiento. Hacia la noche, nuestro organismo secreta sobre todo la hormona del crecimiento, que favorece la formación de masa muscular, y para hacer eso necesita sustratos proteicos. Además, el triptófano, un aminoácido esencial contenido en varios alimentos ricos en proteínas (como la leche, el queso o el yogur), es un precursor de la serotonina (la hormona de la felicidad), que a su vez prepara el terreno para la melatonina, que ya sabemos que es el mejor regulador del ciclo sueño-vigilia. Durante la cena, conviene evitar (o consumir en dosis muy limitadas) ciertos alimentos como el café, el té, el alcohol y los alimentos ricos en grasas, que son conocidos perturbadores del ritmo sueño-vigilia. Por lo tanto, es preferible cenar ligero y terminar de comer al menos dos horas antes de acostarse.

Llegados a este punto, te estarás preguntando: ¿o sea que también para comer tengo que estar atento al reloj? No. La Madre Naturaleza nos ha dotado de un reloj interno que se ocupa de nuestra nutrición: el hambre. Es el hambre lo que nos hace comer periódicamente. Si no sintiéramos hambre, tal vez no perderíamos el tiempo sentados a la mesa consumiendo alimentos.

Las señales del hambre son bastante reconocibles: aumenta la salivación, suenan las tripas, el olor de la comida nos abre el apetito. Por lo general, tenemos hambre *antes* de tener verdadera necesidad de comer. De hecho, el cerebro prefiere adelantarse, para darnos tiempo de preparar la comida o de ir a comprarla.

Además de las sensaciones inmediatamente perceptibles, se producen otros cambios en nuestro organismo cuando necesitamos ingerir nutrientes. La secreción de grelina, una hormona producida principalmente por células especializadas del estómago, aumenta y llega al cerebro a través de los vasos sanguíneos. Aquí, el hipotálamo reacciona activando un mecanismo conocido como aliestesia gustativa, que nos hace sentir atraídos de forma irresistible por la comida. Cuando el organismo percibe que ha obtenido lo que necesitaba, entra en juego otra hormona: la leptina. Ya hemos hablado de ella: producida por las células del tejido adiposo, que la liberan en el sistema circulatorio y la envían al cerebro, quita las ganas de comer, haciéndonos sentir saciados.

Este mecanismo, perfectamente probado, por desgracia se ve con frecuencia amenazado tanto por nuestra costumbre de comer fuera de casa como por el hecho de que la industria alimentaria altera los sabores y las texturas de los alimentos para que los consumamos en mayores cantidades y más rápido. Si pensamos que:

> la señal de saciedad tarda al menos 20 minutos
> en llegar al cerebro

queda claro que cuando consumimos comida rápida con prisas, corremos el riesgo de comer mucho más de lo que en verdad necesitamos, y esto se debe a que el cerebro aún no percibe que el cuerpo está lleno. En otras palabras, también tarda en ser consciente de que ha comido.

La alimentación según las estaciones

Hoy en día, los avances en los métodos de transporte y almacenamiento hacen posible consumir cualquier alimento que queramos en cualquier época del año. ¿Es esto bueno para nuestro organismo? Desde luego que no. Esto se debe a que nuestras necesidades invernales (cuando tenemos que adaptarnos al frío) son muy diferentes de nuestras necesidades estivales (cuando sudamos por el calor).

En invierno el cuerpo necesita calentarse porque las temperaturas exteriores son bajas. Para ello, los vasos sanguíneos se contraen para mantener el calor en los tejidos más internos, mientras que el metabolismo básico se acelera con microcontracciones musculares destinadas a favorecer la producción de calor. En verano ocurre exactamente lo contrario: la vasodilatación permite que el calor llegue a la superficie y se disperse, mientras que las glándulas sudoríparas producen sudor para enfriar la epidermis. En ambos casos, estas operaciones requieren una gran cantidad de energía, que es considerablemente mayor en invierno que en verano. Por eso, cuando hace frío, necesitamos una alimentación más energética y calórica, y las personas con una buena reserva de grasa soportan mejor las frías temperaturas invernales en comparación con aquellas más delgadas.

Las hormonas también participan en estas "pulsiones alimenticias" estacionales. En otoño la producción de serotonina disminuye. Para estimularla necesitamos alimentos ricos en triptófano, el precursor de la serotonina, como piña, queso, tofu, frutos secos, semillas y salmón.

Aunque la serotonina (la hormona de la felicidad) tiende de forma inevitable a disminuir durante las estaciones de otoño e invierno, yo soy una enamorada incondicional del invierno. ¿Has oído alguna vez la tríada de una chimenea encendida, una taza de chocolate caliente y una manta calientita? ¡Ese es mi hábitat ideal! Siempre he pensado que mi particular propensión a ser feliz en invierno se debe a que nací en diciembre y, por tanto, mi bienvenida a la vida me la dieron los árboles de Navidad y los nacimientos, lo que me hizo amar esta época del año desde siempre.

Y por fin llega la primavera que, con su derroche de flores, olores, colores y aire tibio, despierta nuestra mejor parte hormonal. Esta época del año aumenta la secreción de la serotonina y la dopamina, lo que literalmente da el pistoletazo de salida a la temporada del amor, pero no nada más eso. El hambre tiende a disminuir, mientras que aumenta la propensión a ingerir alimentos menos calóricos. Por eso la primavera es la mejor estación para empezar una dieta.

Las diferentes necesidades del cuerpo en verano y en invierno también se reflejan en nuestros gustos. Es poco probable que en agosto nos apetezca un plato de sopa caliente, un guiso o similares; se nos antojan mucho más alimentos frescos y ligeros, como fruta y verdura. Esta orientación que nuestro organismo nos da en función de sus necesidades puede confundirse con los alimentos fuera de temporada, que están disponibles en nuestras mesas durante todo el año.

La alimentación según la edad

La alimentación y los gustos también cambian con la edad. El dulce es el primer sabor que percibimos, ya desde el vientre materno. Por eso, en todo el mundo, desde el momento del nacimiento hasta los dos o tres años sigue siendo el sabor favorito de los niños. El organismo en formación (y en especial el cerebro) tiene una gran necesidad de azúcar.

Los niños empiezan a apreciar los sabores salados a partir del destete, mientras que los sabores más fuertes (como el picante, el amargo y el ácido) no suelen apreciarse hasta al menos la adolescencia. Al llegar a la edad adulta deberían gustarnos todos los sabores de forma bastante equilibrada, aunque cada quien mantiene sus propias preferencias.

Al llegar a la vejez los gustos tienden a cambiar de nuevo. Esto se debe a que, con la edad, las papilas gustativas también envejecen, ya sea por cambios hormonales, la aparición de enfermedades crónicas o la toma de medicamentos. Esto significa que los ancianos necesitan "emociones fuertes": para percibir lo dulce o lo salado, ¡pueden necesitar el doble de la dosis habitual de azúcar o sal! A esto se añade el hecho de que, a medida que envejecemos, se produce una disminución fisiológica del sentido del olfato que, como sabemos porque lo experimentamos cuando tenemos gripe, está estrechamente relacionado con el del gusto.

¿Y las bebidas?

A lo largo del día (y no solo durante las comidas) debemos proporcionar a nuestro organismo una cantidad adecuada de líquidos. En general, se recomienda beber al menos dos litros de agua al día. Sin embargo, la dosis ideal depende de muchos factores, como el metabolismo individual, la actividad física y la dieta (por ejemplo, cuanta más fruta y verdura rica en agua consumamos, menos necesitaremos beber).

La mejor bebida es el agua, pero si nos parece insípida, podemos variar de cuando en cuando con tés verdes e infusiones, que son excelentes para la salud. Durante la comida, un vaso (¡solo uno!) de vino tinto puede aportarnos algunos antioxidantes, vitaminas y minerales, que nos ayudan contra la aceleración de los procesos de envejecimiento provocados por el estilo de vida occidental (estrés, tabaquismo, sedentarismo). Por otro lado, debemos intentar evitar las bebidas gaseosas (muy azucaradas), los jarabes y zumos de frutas (sobre todo los industriales).

Procuremos además concentrar la ingesta de agua principalmente por la mañana y por la tarde, y tomar menos por la noche, para no estimular la diuresis nocturna en detrimento del sueño.

TERCERA PARTE

SUEÑO Y CRONOTIPOS EN LAS DIFERENTES FASES DE LA VIDA

10. BEBÉS Y NIÑOS

El sueño en los neonatos

Los bebés son criaturas especiales, casi de otro mundo: en un momento son angelitos indefensos, capaces de arrancar miradas tiernas hasta del adulto más frío y seco, y al siguiente se convierten en monstruitos gritones e inconsolables. Los padres se encuentran así oscilando constantemente entre dos actitudes opuestas: su hijo es lo más amado del mundo, pero a veces ni siquiera soportan verlo, sobre todo cuando los despierta 10 veces seguidas por la noche o no deja de llorar.

Después de todo el estrés asociado al embarazo y al parto llega la guinda del pastel: dormir toda una noche parece ahora un recuerdo lejano y los despertares nocturnos se convierten en una rutina que pone a prueba el sistema nervioso, incluso cuando hay dos padres que pueden compartir la carga de trabajo. Recuerdo que cuando mis cachorros se despertaban repetidamente por la noche y durante muchas noches seguidas, mis sueños también estaban llenos de bebés chillones. Por suerte, mi marido, que es cirujano y muchas veces tiene que correr al hospital por la noche para realizar un trasplante de riñón, tenía más práctica que yo en precipitarse hasta la cuna.

Todos sabemos que los bebés pasan (o deberían pasar) la mayor parte del tiempo durmiendo. En promedio, esto significa de 16 a 18 horas de sueño al día. Sin embargo, como sus estómagos son pequeños en comparación con la cantidad de comida que necesitan para crecer, el hambre suele despertarlos cada tres o cuatro horas. A los padres primerizos puede parecerles extraño que sus hijos necesiten tanto tiempo para descansar, pero lo cierto es que

> casi la mitad del tiempo que los bebés están dormidos, están en sueño REM.

Ya vimos que el sueño REM es un sueño ligero y activo, durante el cual el bebé puede sonreír, hacer muecas, succionar leche o chupón, mover brazos y piernas, etc. Hasta ahora, nadie ha podido determinar si los bebés sueñan realmente durante el sueño REM como los niños mayores y los adultos, pero desde luego se comportan como si lo hicieran. Además, el sueño REM es fundamental para el desarrollo del niño, porque favorece el aprendizaje y la memoria y la aparición de nuevas interconexiones entre las neuronas cerebrales.

Como bien saben los papás, el ciclo sueño-vigilia de los recién nacidos no está controlado por la luz o la oscuridad externas. Por eso, después de dormir tres o cuatro horas, los bebés se despiertan con hambre, ya sean las tres de la tarde o las tres de la mañana. Algunos bebés, sobre todo los prematuros, necesitan comer incluso más a menudo y hay que despertarlos para que lo hagan. En general, el ritmo circadiano de un niño se fortalece durante los seis primeros meses de vida. Esto se debe en parte a su maduración psicofísica, pero también influye la forma en que los papás cuidan de ellos.

He aquí algunas buenas reglas para ayudar a dormir a los más pequeñitos:

» llevarlos a pasear al aire libre durante el día, de preferencia por la mañana;
» mantener niveles bajos de iluminación durante la noche;
» no encender las luces de la habitación cuando se alimenta o se cambia al recién nacido por la noche: es mejor recurrir a las luces nocturnas, de preferencia luz cálida. Esta no influye en el ritmo circadiano del niño como lo haría la luz fría, que contiene la parte azul del espectro. Además, la luz cálida no interrumpe la producción de melatonina en el sistema de los padres, lo que permite tanto a los papás como al bebé volver a dormirse pronto al terminar la sesión nocturna.

La pregunta que se hacen todos los padres es la misma: "¿Cuándo empezará mi bebé a dormir toda la noche?" (que, traducido, también puede sonar así: "¿Cuándo volveré a dormir toda la noche?"). Cada niño es un caso diferente. Ten en cuenta que los bebés suelen dejar de sentir la necesidad de alimentarse por la noche alrededor de los seis meses de edad. Sin embargo, esto no significa que dejen de despertarse por las noches. De hecho, hasta que cumplen un año, la mayoría de los bebés duerme en una serie de ciclos que duran más o menos una hora. En la primera parte de la noche duermen muy profundamente y luego pasan a un sueño más ligero, alternando con fases de sueño REM. A menudo, estos periodos REM van seguidos de breves intervalos de semivigilia, durante los cuales el niño se inquieta un poco, se mueve, bebe agua y vuelve a dormirse, todo ello en menos de cinco minutos. Los padres están tan agotados que ni siquiera se dan cuenta: según ellos, el niño duerme toda la noche, pero lo cierto es que están muy lejos de esa afirmación. Además, incluso los niños pequeños que ya han adquirido un patrón de sueño "normal" pueden empezar a despertarse de nuevo en mitad de la noche. Los motivos pueden ser muy diversos: una enfermedad, una molestia, sobreestimulación por haber adquirido una nueva habilidad (como gatear o andar), la ansiedad por separación, etcétera.

Si el sueño es, a su vez, una habilidad difícil de aprender para un niño (y un hábito que no es sencillo cambiar para los padres), no es de extrañar que abunden manuales y figuras profesionales dedicados a instruir a las madres y los padres sobre los mejores "métodos" para enseñar a sus hijos a dormir (de preferencia toda la noche). Hay muchos enfoques diferentes. Por fortuna, parece superada una antigua corriente de pensamiento, según la cual los niños deben aprender a dormirse solos, para evitar vicios y aprovecharse de la cercanía de sus padres. Este planteamiento instaba, en primer lugar, a no acudir a los llantos nocturnos del niño. Sin embargo, es un método totalmente engañoso, sobre todo cuando se aplica a niños menores de seis meses y de forma indiscriminada. No hay que olvidar que el ciclo de sueño de cada niño es el resultado de su temperamento individual, de la maduración de su reloj interno y del enfoque de los padres a la hora de acostarlo.

La idea misma de dejar llorar a un bebé para enseñarle a dormir solo es, en principio, errónea y por muchas buenas razones. Es cierto que si un bebé llora durante mucho tiempo es probable que se duerma por agotamiento, pero no se tratará en absoluto de un buen sueño. Un llanto tan prolongado es fuente de gran agitación y provoca un aumento de los niveles de cortisol (la hormona del estrés, antagonista directa de la melatonina, la hormona del sueño). Además, el llanto prolongado provoca un aumento de la frecuencia cardiaca, la presión arterial y la temperatura corporal. Todo ello sin tener en cuenta que, durante el primer año de vida, el llanto es una de las pocas formas que tiene el bebé de comunicarse con quienes le rodean. Es a través del llanto que el bebé señala una necesidad. Si el mundo responde ignorándolo y mirando hacia otro lado, es probable que el mensaje que el niño reciba sea: "A nadie le importo ni mis necesidades". La consecuencia solo puede ser la desesperación y el rechazo a comunicarse. Los psicólogos han llamado a este estado de frustración "impotencia aprendida", que se ha descubierto que está estrechamente relacionada con la depresión en la edad adulta.

Regresiones del sueño

El sueño de los niños, sobre todo de los muy pequeños, es muy diferente del de los adultos. En concreto, hay momentos en los que la incidencia de despertares nocturnos entre ciclos de sueño aumenta de manera drástica. Son las llamadas fases de regresión del sueño (*sleep regression*). Las causas que las provocan pueden ser de varios tipos:

» el aprendizaje de nuevas habilidades físicas y motoras, como gatear y caminar;
» ansiedad por separación;
» dentición;
» alimentación inadecuada (poco digerible, demasiado abundante, demasiado escasa);

» sensibilidad excesiva al ruido;
» ingreso a la guardería o a la escuela infantil;
» enfermedad;
» nacimiento de un hermanito;
» reincorporación de la madre al trabajo (a consecuencia de la cual el niño puede necesitar más contacto físico);
» tensiones familiares;
» cambios en la rutina diaria (como una mudanza o la presencia de personas desconocidas en la casa);
» emisiones electromagnéticas (algunos niños son especialmente sensibles, por lo que es mejor mantenerlos alejados de teléfonos inalámbricos, móviles, tabletas y accesorios inalámbricos).

Puesto que, como hemos visto, los microdespertares entre ciclos de sueño son fisiológicos, la verdadera cuestión respecto al sueño no es tanto si el niño se despierta de manera reiterada, sino más bien cuánto tarda en volver a dormirse. Por eso es importante que los padres se armen de mucha paciencia y de cierta resiliencia para acompañar a sus hijos en el largo camino de aprendizaje para regular el sueño y gestionar los despertares nocturnos de forma autónoma.

Muchas veces las fases de regresión del sueño coinciden con los llamados "estirones", que pueden durar de un par de días a una semana y consisten en periodos de crecimiento repentino de los niños, con aumentos de peso, talla y circunferencia craneal.

El sueño en los niños en edad preescolar

El ciclo sueño-vigilia del bebé se estabiliza durante los primeros meses de vida. Alrededor de los seis meses los bebés suelen dormir toda la noche en dos periodos de unas cinco horas, con una sola pausa para alimentarse. También duermen siestas de una o dos horas por la mañana y por la tarde, lo que resulta en un total de unas 14 horas al día. Alrededor del primer cumpleaños, el número total de horas sigue siendo el mismo, pero las siestas se acortan, el sueño nocturno se alarga y la comida de medianoche es más breve.

En los años posteriores y durante la edad preescolar, la cantidad de sueño que necesita un niño disminuye de forma paulatina, pasando de las 14 horas de un niño de un año a unas 11 horas de un niño de cinco años. Las siestas se hacen cada vez más cortas y luego desaparecen, empezando por la siesta de la mañana, seguida de la siesta de la tarde. Alrededor de los tres/cuatro años la mayoría de los niños empieza a rechazar las siestas, aunque algunos continúan con las siestas de la tarde hasta los cinco años y más.

Una vez que los niños dejan atrás las siestas diurnas, su sueño nocturno se alarga y cambia de forma: el primer tercio de la noche está representado predominantemente por el sueño profundo, no REM, mientras que el sueño REM comienza en la segunda mitad de la noche y su cantidad disminuye cada vez más, hasta aproximadamente el 20%, una proporción no muy diferente de la que puede encontrarse en el sueño de un adulto.

La importancia de la siesta

Los últimos estudios al respecto sugieren que las siestas diurnas son cruciales para la capacidad de aprendizaje de los niños pequeños y, en particular, para el aprendizaje temprano del lenguaje.

Manuela Friedrich, neurocientífica de la Universidad Humboldt de Berlín, mostró a 90 niños de entre nueve y 16 meses una serie de imágenes de objetos conocidos por ellos asociadas a palabras inventadas que nunca antes habían oído. Un par de horas más tarde les presentó las mismas imágenes combinadas con la palabra que ya habían oído o con otra palabra completamente nueva. En ambos casos se monitorizó la actividad eléctrica del cerebro de los niños mediante un electroencefalograma (EEG). Como a esa edad es difícil que un niño sepa ya repetir una palabra nueva, se utilizó una estratagema. Como se sabe que ciertas señales del EEG aparecen cuando se percibe algo inesperado, la aparición de esa señal en el trazado significaba que el niño había captado una asociación errónea y, por tanto, había aprendido el emparejamiento inicial objeto-palabra.

Los resultados de este estudio revelaron que los niños que habían dormido entre las pruebas demostraron haber aprendido las asociaciones propuestas, los otros no. Pero además, los primeros parecían capaces de agrupar objetos en categorías, porque cuando veían objetos similares a los ya observados, la actividad eléctrica de su cerebro anticipaba la palabra correspondiente.

Por lo tanto, durante las siestas los niños almacenan grandes cantidades de información importante, incluidas las palabras y su orden. Un grupo de neurocientíficos de la Universidad de Tucson (Arizona), por ejemplo, hizo que 48 niños de 15 meses escucharan frases en un idioma inventado mientras jugaban tranquilamente en sus casas. Sucesivamente, algunos de los niños dormían siesta y otros no. Más tarde, en el laboratorio, los pequeños que habían descansado mostraron una mayor capacidad que los demás para captar los patrones recurrentes de las frases que habían oído y aplicarlos a nuevas oraciones. Según los científicos, este es el primer paso en el aprendizaje de la gramática. Así pues, los estudios han demostrado que dormir ayuda a los niños a extrapolar el significado general de sus experiencias y aplicarlo a nuevas situaciones.

En niños un poco más mayores (digamos de tres a seis años), las siestas diurnas sirven para reforzar otras capacidades cognitivas además del lenguaje. Pueden ayudar, por ejemplo, a recordar con más precisión el orden de los acontecimientos de un cuento, no solo inmediatamente después de oírlo, sino también al cabo de un día.

Entonces, ¿por qué es precisamente en este grupo de edad cuando se pierde el hábito de dormir durante el día? La respuesta parece involucrar al hipocampo, crucial para el aprendizaje y cuyo desarrollo podría determinar cuándo los niños dejan de sentir la necesidad de dormir la siesta diurna. Las investigaciones de Rebecca Spencer, neurocientífica cognitiva de la Universidad de Massachusetts-Amherst, y Tracy Riggins, colega de la Universidad de Maryland en College Park, demuestran que el hipocampo es similar a un almacén temporal donde se guardan los recuerdos aprendidos durante el día. Cuando dormimos, estas "huellas" se trasladan a la corteza cerebral, donde se consolidan y permanecen durante mucho tiempo. Podemos imaginar el hipocampo como una canasta que se expande con el crecimiento. En los bebés es muy pequeña y, por tanto, debe vaciarse con frecuencia. Sin embargo, a medida que pasan los años, puede albergar más recuerdos sin tener que vaciarla de forma continua. Esta teoría, aún por confirmar por nuevas investigaciones, podría explicar por qué los niños dejan de necesitar siestas diurnas a medida que crecen.

El sueño en los niños en edad escolar

Los patrones de sueño siguen cambiando durante el periodo de educación primaria, de los cinco a los 10 años, aunque no de forma tan radical como en los años preescolares. A los cinco años los niños necesitan unas 11 horas de sueño por noche, mientras que a los 10, su necesidad ya ha descendido a poco más de 10 horas. Sin embargo, muy pocos niños duermen lo suficiente para satisfacer sus necesidades. Hay muchas razones para ello, desde el consumo de alimentos que contienen cafeína hasta el uso de la televisión y otros dispositivos electrónicos, pasando por una vida con demasiados estímulos como para hacer una pausa e irse a dormir. El miedo a dormirse también desempeña un papel clave en la dificultad para conciliar el sueño, ya que en torno a los cinco o seis años los niños empiezan a procesar las historias de miedo que oyen en la calle o extrapolan de las imágenes de películas y noticieros.

A esta edad también empieza a manifestarse más claramente el cronotipo del niño. Algunos siguen despertándose temprano por la mañana, mientras que otros carburan más lentamente y no alcanzan su plena actividad hasta cierta hora de la tarde. Es importante que los padres tengan en cuenta esta propensión y se esfuercen por organizar la jornada de sus hijos —en la medida de sus posibilidades— en consonancia. Por desgracia, los colegios, el transporte público y los compromisos laborales de los padres no permiten respetar plenamente los cronotipos individuales.

Imaginemos, por ejemplo, que los niños tienen que levantarse a las siete de la mañana para ir a la escuela. Los niños alondra no tendrán ningún problema en hacerlo, los colibríes acabarán adaptándose sin demasiada dificultad, mientras que a los búhos les costará mucho trabajo. Si no es posible intervenir en este tipo de horario,

> los padres pueden esforzarse por encontrar un punto medio entre el ciclo natural de sueño del niño y una hora de acostarse que garantice la cantidad adecuada de sueño reparador.

Poder contar con esto último es importante para el desarrollo (físico y cognitivo, pero también emocional y social) del niño al menos tanto como una dieta equilibrada y nutritiva. Los niños que duermen lo suficiente son más felices y afrontan la vida con más facilidad. También están más concentrados y suelen rendir mejor en la escuela. De igual forma, corren menos riesgo de sufrir problemas de crecimiento y obesidad. Investigaciones recientes sugieren, por último, que una cantidad adecuada de sueño refuerza el sistema inmunitario, ayudando al organismo a defenderse contra las enfermedades.

Los principales trastornos del sueño en los niños

La mayoría de las personas experimenta trastornos del sueño (es decir, patrones de sueño que impiden que el individuo y su familia descansen de forma adecuada) ya en el periodo comprendido entre la infancia y la adolescencia. Veamos cuáles son los principales tipos de estos trastornos:

» **Disomnias:** es decir, problemas que interfieren a la hora de irse a la cama o de dormir lo suficiente (por ejemplo, berrinches continuos para no irse a dormir).

» **Parasomnias:** acontecimientos de base neurológica que interfieren con el sueño en curso. Incluyen agitación confusa, sonambulismo, terrores nocturnos y pesadillas; tienen en común que suelen ocurrir en el primer tercio de la noche, durante el sueño profundo, no REM. En general, durante estos episodios, el niño permanece dormido y no recuerda nada a la mañana siguiente. Aunque atemorizan a los padres, estos episodios son en principio inofensivos.

» En casos de **agitación confusa**, el niño puede incorporarse, balbucear algo, gritar, inquietarse y luego recaer en un sueño profundo.

» Los niños **sonámbulos** suelen levantarse de la cama, deambulan por la casa con los ojos abiertos e incluso pueden intentar salir. En estos casos, la principal preocupación de los padres debe ser garantizar la seguridad del niño cerrando las puertas con llave, bloqueando el acceso a escaleras y otras zonas peligrosas, etc. Contrariamente a la opinión generalizada, no es peligroso despertar a un sonámbulo, pero es bastante difícil e innecesario. Es mucho mejor llevarlo con delicadeza de vuelta a la cama.

» En el caso de los **terrores nocturnos**, el niño se despierta de repente, a menudo gritando. Cualquier intento de calmarlo o tranquilizarlo parece inútil e incluso aumenta el pánico. Tras unos minutos que parecen durar una eternidad, el niño vuelve a dormirse y a la mañana siguiente no recuerda nada del episodio.

» Por último, las **pesadillas** son sueños terroríficos que se producen principalmente en la segunda mitad de la noche, durante la fase REM. Los niños se despiertan asustados y presas del pánico, y muchas veces se niegan a volver a la cama. A la mañana siguiente son capaces de recordar los detalles del mal sueño y contárselo al adulto. Por lo general, las pesadillas son ocasionales y no deben causar especial preocupación. Sin embargo, si persisten y también están relacionadas con temores diurnos, puede ser útil consultar a un especialista.

Cómo fomentar un sueño más sano en los niños

Los padres pueden hacer mucho para fomentar una buena higiene del sueño en sus hijos. He aquí algunos consejos útiles. Muchos son de puro sentido común, ¡pero siempre es mejor recordarlos!

» Haz de la habitación del niño un lugar acogedor y tranquilo, donde sea posible relajarse y dormir. Evita colocar un televisor en esta habitación y, sobre todo, no fomentes que la mente del niño asocie su habitación con el lugar de castigo. ¡Esa sería la receta perfecta para los problemas de sueño!

» Define horarios precisos para acostarse y levantarse, incluso los fines de semana. Dejar que los niños duerman demasiado tiempo los sábados y domingos por la mañana puede interferir en el ciclo natural del sueño y complicar que concilien el sueño por la noche.

» Reduce el consumo de chocolate y bebidas con cafeína durante el día. La cafeína puede mantener sus efectos en los niños hasta ocho horas después de su consumo. Además, complica que concilien el sueño y provoca un sueño más ligero y menos reparador.

» Procura que el tiempo que antecede a la hora de acostarse sea relajante, libre de estímulos demasiado intensos y otras fuentes de excitación. Es mejor evitar la televisión y el uso de otros dispositivos electrónicos, así como los juegos demasiado activos y físicos.

» Crea una rutina tranquila y agradable para irse a dormir que contenga unos pocos elementos fijos y reconocibles (a los niños les encanta la repetición). El ritual puede incluir un baño, la lectura de un libro con las luces tenues, un rato de cariñitos con mamá y papá, la elección de un peluche para irse a dormir. Este momento debe formularse en función de la edad del niño, pero esto no significa que solo sea adecuado para los niños pequeños.

» Una habitación oscura tiene el poder de ayudar a dormir, en especial a los niños, cuyo reloj interno es muy sensible a las fuentes de luz. Sin embargo, si los niños demuestran que no les gusta una habitación completamente oscura, puedes utilizar una pequeña luz nocturna, de preferencia cálida.

» Sirve la cena como muy tarde a las 20:00 horas, prefiriendo alimentos como el caldo de verduras, los cereales integrales, el pescado y la carne blanca.

» Pon el ejemplo: los niños son esponjas que lo absorben todo y tienden a imitar a las figuras de referencia con las que tienen más contacto, sobre todo a sus papás. Si los niños ven que su madre y su padre se acuestan temprano, los imitarán y adoptarán hábitos saludables desde una edad temprana.

La influencia de la televisión en el sueño de los niños

Todo el mundo sabe que dejar a los niños frente al televisor durante demasiado tiempo tiene efectos negativos en su salud y su desarrollo cognitivo. Numerosos estudios lo han confirmado. Hace poco se publicó un estudio (Proyecto VIVA) en la revista *Pediatrics*, en el que participó un grupo de madres y niños estadounidenses durante ocho años. Investigadores del MassGeneral Hospital for Children (MGHFC), el Massachusetts Children's Hospital y la Harvard School of Public Health (HSPH), y de la facultad de Medicina de la Universidad de Harvard hicieron un seguimiento de 1864 niños de Massachusetts desde los seis meses hasta los siete años.

Cada año, los investigadores preguntaban a los padres cuánta televisión veían sus hijos, cuánto tiempo pasaban en una habitación donde hubiera una televisión encendida, si había televisión en el cuarto del niño (lo que reveló que, a los cuatro años de edad, alrededor del 17 % de los niños tenía televisión en su cuarto y a los siete, el 23 %) y, por supuesto, lo bien que dormían los niños.

Los resultados confirmaron algunos hallazgos previos: existe una estrecha correlación entre el consumo de televisión y la calidad del sueño de los niños. Una hora más de televisión al día reduce el sueño diario de los niños en siete minutos, con efectos más fuertes en los niños que en las niñas. Y la presencia de una televisión en el dormitorio provoca la reducción del sueño de los niños por aproximadamente 30 minutos al día.

Los padres también sincronizan su sueño con el de sus bebés

Existe la creencia generalizada de que las madres son las primeras figuras de referencia de los recién nacidos, las que cuidan de ellos sobre todo por la noche, acumulando así una deuda de sueño que puede durar varios meses (¡si no es que años!). Esto es cierto, pero estudios recientes han demostrado que los nuevos padres también cambian sus patrones de sueño si el recién nacido está cerca.

Según los investigadores de la Universidad de Notre Dame en Indiana (Estados Unidos), los hombres que duermen junto a sus bebés experimentan una respuesta biológica a esta cercanía, la cual se manifiesta en un fuerte descenso de la testosterona, la hormona vinculada a la expresión de su masculinidad en situaciones de conquista. Este mecanismo los hace así más sensibles a las necesidades de sus hijos. Al parecer, la proximidad física con el recién nacido es lo que determina el cambio fisiológico.

Para llegar a estas conclusiones, se dividió a un grupo de 362 padres con edades comprendidas entre los 25 y los 26 años en tres subgrupos en función de sus experiencias de sueño declaradas: los que dormían solos, los que dormían en la misma habitación y los que dormían en la misma cama que el bebé. Los niveles de testosterona se midieron tomando muestras de saliva de los voluntarios justo antes de irse a dormir y justo después de despertarse. Mientras que los registros matutinos no mostraron diferencias significativas en los niveles de testosterona de los sujetos, los padres que solían dormir en la misma cama que sus hijos mostraron un descenso significativo de la testosterona por la noche. El mismo descenso se produce también durante el día, cuando los hombres pasan tiempo con sus hijos, jugando, dándoles de comer o leyéndoles.

En otras especies animales, la testosterona está relacionada con la capacidad de competir con otros machos por las hembras. Esto significa que, en los humanos, un nivel elevado de esta hormona podría conducir a comportamientos poco compatibles con la paternidad, como la búsqueda del riesgo y la adrenalina. Además, se ha observado en el pasado que los hombres con un nivel más bajo de testosterona en la sangre son más capaces de calmar a un bebé que llora que los demás. Esto demuestra que la fisiología masculina también es capaz de responder a las necesidades de la paternidad.

11. ADOLESCENTES

Adolescentes búhos y déficit de sueño

Como ya hemos visto, entre la infancia y la adolescencia los niños dejan de ser alondras y tienden a convertirse en búhos (en este caso, yo soy una excepción, porque incluso de adolescente era ¡una alondra declarada!). ¿Qué significa esto en la práctica? Que gran parte de sus hábitos, en especial los relativos al sueño, tienden a cambiar. La falta de sueño ha alcanzado proporciones alarmantes en los últimos años, sobre todo entre los adolescentes. Se calcula que al menos un tercio de ellos sufre algún tipo de trastorno del sueño. En una encuesta realizada a 3000 estudiantes de secundaria, hasta el 85% reveló que tenía problemas para despertarse para ir a clase y tendía a quedarse dormido durante las primeras horas de clase.

Esto no debería sorprendernos. De hecho, al contrario de lo que piensan tanto los padres como los propios chicos, los adolescentes necesitan dormir mucho más que los adultos: al menos nueve horas por noche, si no es que más.

Lástima que, en la práctica, muy pocos lo consigan. Se estima que solo uno de cada 10 adolescentes puede dormir al menos ocho horas y media por noche si tiene que ir a la escuela al día siguiente, pero lo más preocupante es que uno de cada cuatro duerme menos de seis horas y media, es decir, dos horas y media menos de las que necesita. Por eso no es casualidad que el investigador del sueño James Maas haya escrito que los adolescentes inevitablemente acaban pareciendo zombis que caminan. Los adolescentes duermen más el fin de semana, es cierto, pero este sueño extra por la mañana no basta para compensar el sueño perdido durante los días de escuela. Al contrario, estos ritmos irregulares no hacen sino dificultar aún más el despertar en los días de clases.

Pero ¿por qué ocurre esto? Debes saber que uno de los acontecimientos más importantes en el periodo de la pubertad es que el reloj interno cambia su ritmo, indicando que la señal para ir a dormir es alrededor de la medianoche/la una, mientras que la señal para despertarse es a las nueve o 10 de la mañana. Este cambio se produce anticipadamente en las niñas, que alcanzan antes la pubertad, y es independiente del uso de las redes sociales o de diversos dispositivos electrónicos. Si los ritmos que la sociedad impone a los adolescentes se acompasaran a los cambios de su reloj interno, la falta de sueño no sería un problema. Pero, por desgracia, los adolescentes tienen que levantarse para ir a clase a la misma hora o incluso antes que cuando eran más pequeños. Por eso, la fórmula "acostarse tarde + levantarse temprano" solo puede dar lugar a una importante deuda de sueño.

La privación de sueño en los adolescentes se relaciona con graves trastornos sociales, psicológicos y físicos, que incluyen bajo rendimiento escolar, mal humor, nerviosismo, depresión, problemas de control emocional, conflictos con padres y profesores, aumento de peso, mayor agresividad y problemas de concentración. Aún más alarmante es el hecho de que la somnolencia y la falta de atención contribuyen a los accidentes de tráfico, la principal causa de muerte entre los adolescentes. Además, la falta de sueño tiene importantes consecuencias neurológicas. De hecho, la adolescencia es un periodo crucial para el desarrollo de la corteza prefrontal, la parte del cerebro necesaria para la planificación, el autocontrol y la creatividad. La pérdida de sueño interfiere en su desarrollo, además de provocar alteraciones en la parte del cerebro que se ocupa de la evaluación de las posibles gratificaciones y recompensas, y de la valoración de los riesgos y beneficios de una acción determinada. Por lo tanto, la falta de sueño puede hacer que un joven tome decisiones (como consumir drogas o conducir con sueño) que pueden poner en peligro su vida y la de los demás.

Por el contrario, los estudios han constatado que los alumnos con un cronotipo matutino obtienen, en general, mejores resultados académicos. Sin embargo, queda por confirmar si estos resultados se deben a un efecto del cronotipo sobre el rendimiento en sí (lo que significaría que un cronotipo matutino siempre corresponde a un mejor rendimiento), o al hecho de que las horas a las que se impartían las clases eran discordantes con la categoría del cronotipo. Un estudio realizado en 2020 analizó los datos de 753 estudiantes argentinos, que fueron asignados de forma aleatoria a clases por la mañana, por la tarde o por la noche. Los resultados del estudio mostraron que los estudiantes alondra tenían mejor rendimiento cuando tomaban clases por la mañana, mientras que los estudiantes búho tenían mejor rendimiento cuando tomaban clases por la tarde. Los resultados de este estudio plantean una cuestión muy importante: dedicarse a aprender siguiendo los propios ritmos circadianos podría mejorar la eficacia.

El estudio también plantea una hipótesis sobre la función de las siestas como mecanismo compensatorio que, gracias al efecto de consolidación de la memoria favorecido por el sueño, contrarrestaría el efecto de la privación de sueño, garantizando un rendimiento similar al de los alumnos caracterizados por tener un cronotipo más acorde con las demandas sociales. También es interesante resaltar que el rendimiento en tareas matemáticas parece ser el más afectado por la influencia del cronotipo.

En este punto podríamos preguntarnos por qué los adolescentes son tan propensos a desarrollar trastornos del sueño. Los motivos son múltiples y de orden biológico, psicológico, social y cultural. En conjunto, estos factores se combinan para crear una espiral descendente que afecta al sueño de casi todos los adolescentes, hombres y mujeres por igual.

Factores biológicos

La adolescencia es un acontecimiento biológico que marca la transición física y sexual entre la infancia y la edad adulta. Durante la pubertad, el sistema endocrino comienza a producir niveles muy elevados de hormonas sexuales, estrógenos y andrógenos. El efecto más evidente es la aparición de caracteres sexuales secundarios (inicio del ciclo menstrual, crecimiento de los senos, barba y vello, cambio de voz). Estas hormonas también tienen un impacto decisivo en el cerebro y el sistema nervioso central. Aunque todavía no se sabe mucho, parece que el proceso afecta tanto al reloj circadiano del hipotálamo como a la glándula pineal, que produce melatonina. Como hemos visto, estos dos elementos son fundamentales para determinar el ritmo sueño-vigilia de los seres humanos.

Los científicos han identificado varios elementos vinculados a la pubertad que tienden a adelantar cada vez más el ciclo del sueño. Estos factores biológicos influyen, en mayor o menor medida, en todos los adolescentes, mientras que hay otros que son más específicos de determinados contextos sociales, culturales y familiares.

Factores psicológicos

Los chicos ya no se sienten niños, pero tampoco son adultos: tienden a sentirse atraídos por todas aquellas actividades que de alguna manera se asocian al mundo de los "mayores", mientras que huyen como de la peste de las que pertenecen al mundo de los "pequeños". Acostarse tarde es una de las primeras. Las encuestas revelan que, entre los chicos de 10 a 11 años, cerca de la mitad afirma que son sus padres quienes determinan la hora de acostarse, al menos cuando hay escuela al día siguiente. Alrededor de los 12 o 13 años, en cambio, la proporción desciende a una cuarta parte, mientras que entre los estudiantes de secundaria, casi nadie admite someterse al criterio de sus padres a la hora de acostarse.

Conseguir (o darse) permiso para quedarse despierto más tiempo abre a los adolescentes espacio para nuevas posibilidades. Tienen más tiempo para intercambiar mensajes con los amigos, jugar un videojuego, ver una película o salir. Por si fuera poco, los adolescentes suelen cargar con un gran número de compromisos extraescolares (entrenamiento deportivo, clases de recuperación, ayuda en las tareas domésticas, pasatiempos, trabajos de media jornada). En resumen, no es casualidad que su tiempo acabe siendo siempre escaso.

¿Y dónde lo pueden recuperar? ¡Restando unas horas al sueño!

Factores sociales y culturales

Durante la adolescencia, el grupo de amigos adquiere una importancia fundamental. Los adolescentes pasan entre dos y cuatro veces más tiempo con sus compañeros que con sus padres y hermanos. La mayoría de estas interacciones tiene lugar en la escuela, pero continúan después, por las tardes, los fines de semana y durante las vacaciones. Sin duda, la tecnología facilita todo esto. Las llamadas telefónicas, los mensajes de texto, los correos electrónicos y WhatsApp nos hacen estar siempre localizables y perennemente conectados. Por lo tanto, no es casualidad que la tecnología tenga un impacto directo en nuestros hábitos de sueño, en especial en los de los adolescentes.

Mientras que la televisión y el ordenador solían estar en la sala o en una habitación común de la casa, hoy casi todos los adolescentes tienen al menos un aparato electrónico en su dormitorio. Esto significa que se acuestan mucho más tarde, renunciando a una buena parte de las horas que deberían dormir, se sienten más cansados durante el día y muchas veces terminan por quedarse dormidos en los pupitres de la escuela y se ven obligados a tomar bebidas con cafeína para mantenerse despiertos. No solo eso: la exposición a la luz de teléfonos, tabletas y ordenadores en las horas nocturnas tiene el efecto tanto de adelantar el reloj circadiano como de liberar melatonina. Esto, a su vez, desencadena un círculo vicioso que permite a los adolescentes quedarse despiertos hasta tarde delante de sus pantallas antes de sentir realmente sueño.

Cómo fomentar un sueño más saludable en los adolescentes

Si eres padre de uno o varios adolescentes, probablemente los habrás regañado por acostarse demasiado tarde, por tener dificultades para despertarse por las mañanas o por dormirse sobre los libros en la escuela. Una vez que compruebas que no solo es culpa suya, sino que también tiene una base biológica, ¿qué puedes hacer para ayudar a tus hijos a adoptar hábitos y rutinas de sueño más saludables?

Lo primero es, sin duda, entablar un diálogo abierto y constructivo con ellos. Esto te permitirá comprender que las posibles dificultades de tus hijos no implican automáticamente que sean flojos o que estén enfermos. Ser adolescente, de hecho, significa ante todo cambiar. Es un hecho universal que los adolescentes europeos tienen en común con los americanos o asiáticos. Algo así como crecer en estatura o alcanzar la madurez sexual. Sin embargo, esto no significa que los adolescentes estén por fuerza condenados a sufrir trastornos del sueño o del estado de ánimo por el mero hecho de que las causas de estos últimos sean fisiológicas.

Para cambiar las cosas, es esencial que los chicos comprendan las causas y consecuencias de sus trastornos del sueño. Solo si comparten la idea de que es necesario un cambio para su bienestar y su salud, actuarán ellos mismos para buscarlo. De lo contrario, lo percibirán como una imposición más de unos padres fastidiosos. Solo cuando padres e hijos estén en la misma sintonía podrán ponerse en práctica los siguientes consejos, que deberían ayudar a los jóvenes a dormir mejor por la noche y a sentirse más activos y llenos de energía durante el día.

» Conversa y acuerda con los chicos la hora de acostarse más razonable, tanto entre semana como durante los fines de semana.

» Anímalos a poner un límite de tiempo al uso de televisiones, teléfonos inteligentes y otros dispositivos electrónicos, que los hace acostarse más tarde.

» Comparte objetivos y recompensas específicas por alcanzarlos o no (por ejemplo, por cada 10 minutos que permanezca despierto más allá de la hora fijada, perderá 30 minutos de televisión u ordenador al día siguiente).

» No trates de cambiar de golpe un hábito arraigado, por el contrario, procura ir paso a paso (por ejemplo, adelantando la hora de acostarse media hora cada vez). La teoría de los pequeños pasos siempre es válida, ¡sobre todo en estos casos!

» Intenta acostarte a la misma hora los fines de semana y levantarte a la mañana siguiente tras un máximo de ocho o nueve horas de sueño. Es natural que, si los chicos están privados de sueño debido a los compromisos escolares, la necesidad de dormir tienda a aumentar progresivamente durante la semana. Además, los viernes y sábados suelen ser días cruciales para la vida social de los adolescentes. Sin embargo, esa hora extra que se pasa durmiendo los sábados y domingos por la mañana no sirve de nada para afrontar el resto de la semana y, por el contrario, hace aún más difícil coger fuerzas cuando llega el lunes.

» Por la mañana, exponte a la luz del sol tanto como sea posible. Como hemos visto, la luz desempeña un papel clave en la sincronización del reloj interno, además de influir en el estado de ánimo y la energía. Para aprovechar estos efectos beneficiosos, lo mejor es, siempre que sea posible, salir de casa al final del ciclo normal de sueño y pasar al menos de 10 a 15 minutos a la luz brillante.

» Haz más ejercicio, pero no por la noche. El ejercicio matutino, que puede hacerse los fines de semana, ayuda a sincronizar el reloj interno, facilitando el sueño nocturno, mientras que el ejercicio vespertino puede dificultar conciliarlo.

» Intenta restablecer una rutina previa al sueño, para facilitar una transición tranquila del estrés del día al sueño nocturno. Obviamente, esa rutina será diferente de la de los niños pequeños, pero podría incluir un baño caliente, una taza de tisana herbal, leer un libro y escuchar buena música. Lo importante es que sea un momento agradable, que haga descansar la mente y que se adapte a las características y gustos del individuo.

» Reduce en la medida de lo posible el consumo de cafeína, alcohol y nicotina (en especial durante las horas nocturnas), que pueden tener efectos nocivos sobre el sueño.

» Evita la exposición a luces brillantes por la noche. Es una buena práctica poner las pantallas de ordenadores y *smartphones* en modo nocturno y tratar de evitar el uso de lámparas fluorescentes blancas, incluidas las de bajo consumo.

Cronoterapia para adolescentes

Aunque los apelativos búho, alondra y colibrí son bastante comunes en el lenguaje cotidiano, en el campo de la investigación se tiende a profundizar aún más en la distinción. Por ejemplo, las personas búhos se dividen en: tipos vespertinos moderados, tipos vespertinos definidos y tipos nocturnos definidos. Este último término se refiere a los individuos cuyo ciclo aproximado se ralentiza hasta el punto en que concilian el sueño solo en mitad de la noche o al amanecer. Los chicos que pertenecen a este grupo pueden sin duda recuperar el sueño "normal", pero podrían necesitar el apoyo de la cronoterapia.

Si a un adolescente se le diagnostica el síndrome del sueño retrasado, el médico tendrá que preparar un plan de tratamiento adecuado a su situación específica. El primer paso consiste en comprobar los patrones espontáneos de sueño del paciente. Posteriormente, se puede recurrir al apoyo de luces y a la melatonina. La fototerapia se programa por lo regular para el momento del despertar del ciclo de sueño y la melatonina en microdosis de liberación controlada debe tomarse unas seis horas antes de la hora de acostarse. Después de tomar la melatonina, se debe evitar toda exposición a la luz del día y a la luz artificial brillante, o llevar gafas de sol especiales que filtren la luz de onda corta. El efecto combinado de la fototerapia y la toma de melatonina debe ser anticipar el reloj interno y, por tanto, el ciclo del sueño.

La regulación de los ritmos de la cronoterapia debe realizarse bajo la guía constante de un especialista. El mejor momento para iniciar el tratamiento es sin duda durante las vacaciones de verano, cuando los adolescentes pueden dormir libremente sin las limitaciones de los compromisos escolares. El reloj interno suele tardar entre 10 días y varias semanas en sincronizarse con la hora local.

12. MUJERES EMBARAZADAS

Dar a luz es una de las cosas más naturales, una especie de conocimiento ancestral transmitido a las mujeres de generación en generación. Pero al mismo tiempo, el embarazo es un periodo en extremo complejo que implica ciertos riesgos. Mientras el embrión desarrolla su cerebro, sus ojos y su sistema nervioso, la madre puede experimentar, entre otras cosas, problemas anímicos y de sueño que continúan incluso después del embarazo.

Como ya he mencionado antes, mis tres embarazos se caracterizaron por ritmos biológicos por completo diferentes: desde el principio, Francesco demostró ser el mejor futbolista nocturno... ¡no hace falta que te cuente sobre las largas noches que pasé mirando las manecillas del reloj girar hasta el amanecer, porque Francesco no me daba tregua!

Hoy en día, la cronobiología puede aportar ideas y reflexiones sobre la relación entre el embarazo y los ritmos biológicos, mientras que la cronoterapia puede ofrecer nuevas formas de gestionar los retos de este periodo mágico y, al mismo tiempo, difícil.

El desarrollo del reloj interno en el feto

Si la construcción artesanal de un reloj es un asunto en extremo complejo y delicado, en el que hay que ensamblar con sumo cuidado cientos de minúsculos engranajes con la máxima precisión, con el fin de que el mecanismo funcione, lo mismo ocurre con el sistema de sincronización circadiana del embrión en crecimiento. Cada uno de los órganos y elementos más importantes se desarrolla a su propio ritmo, pero al final todos ellos deben ser capaces de funcionar y comunicarse entre sí para que todo el sistema pueda cumplir de forma adecuada con su tarea de controlar los ciclos diarios (como los de sueño-vigilia).

Primero vienen los ojos, que empiezan a formarse en la parte frontal de la cabeza apenas cuatro semanas después de la concepción. Poco a poco, las distintas partes del ojo se diferencian y los párpados se cierran para proteger de la luz las estructuras más sensibles. Al cabo de unas 20 semanas, todos los componentes del ojo están ya formados, y a las 30 semanas los ojos del bebé están abiertos la mayor parte del tiempo. Aproximadamente una semana después, las pupilas empiezan a dilatarse y a contraerse, lo que demuestra que las retinas ya son capaces de detectar la luz que entra en los ojos.

A continuación comienza a formarse la glándula pineal, situada en el centro del cerebro y que, incluso cuando está formada en su totalidad, no es más grande que un grano de arroz. La melatonina que produce es crucial para regular el tiempo y la sincronización de los ritmos del cuerpo. El reloj interno del cerebro, que toma forma a partir del hipotálamo, aún no ha aparecido. Lo hará hacia el final del segundo trimestre del embarazo y servirá para influir en la temperatura corporal y regular otros ciclos diarios del bebé mientras aún está en el útero. En esta fase, por tanto, el ritmo circadiano del pequeño todavía no está conectado con el mundo exterior, salvo a través de las señales que recibe de su madre.

Hacia el final del embarazo los ritmos fetales se sincronizan con los maternos e inmediatamente después del nacimiento se produce una maduración progresiva de los ritmos del niño, que tienden a hacerse más estables y menos fragmentados con el paso del tiempo. En esta etapa, tanto el entorno físico como el social desempeñan un papel fundamental en el establecimiento de pautas para la expresión de los ritmos biológicos, influyendo directamente en la acción de distintos órganos, con efectos que pueden durar el resto de la vida.

Contacto entre madre e hijo durante el embarazo

La madre y el embrión en desarrollo están estrechamente conectados a través de la placenta y el cordón umbilical, que aseguran el paso de la nutrición y el oxígeno de la madre al niño, y de los productos de desecho y el dióxido de carbono en sentido contrario. Pero lo que no todo el mundo sabe es que estas estructuras también permiten que el reloj circadiano de la madre influya en el feto.

La placenta representa la frontera entre el sistema sanguíneo de la madre y el del bebé. Esta barrera es muy eficaz para bloquear sustancias peligrosas como las bacterias, al tiempo que deja pasar las hormonas, que son el medio más importante a través del cual el ritmo circadiano de la madre se comunica con el embrión. Como hemos visto, el ritmo circadiano de sueño y vigilia de los seres humanos sigue la alternancia de dos hormonas: la melatonina, producida por la glándula pineal, y el cortisol, producido por las glándulas suprarrenales. Ambas hormonas atraviesan la placenta y llegan al embrión, haciéndole "saber" cuándo es el momento de que la madre permanezca despierta y cuándo es el momento de que la madre duerma. Además, el nivel de cortisol aumenta cuando la madre está estresada. Por eso es tan importante que las embarazadas estén lo más tranquilas posible.

El ritmo cotidiano de la madre también se comunica al embrión de otras formas: en los momentos en que los nutrientes pasan a través de la placenta, por ejemplo, o mediante los cambios en la temperatura corporal de la madre, o bien, a través del contraste entre los movimientos activos de la madre durante el día y su quietud cuando duerme. Por eso el niño tiende a estar menos activo a primera hora de la mañana que a última hora de la tarde.

Las señales de la madre son esenciales para el desarrollo de los ritmos circadianos del bebé durante el embarazo y después del nacimiento: cuanto más regulares sean los ritmos de la madre en esta etapa tan sensible, más se beneficiará el niño.

Se requieren unos seis meses para que el ritmo circadiano del bebé madure lo suficiente como para sincronizarse con el mundo exterior de forma independiente, pero empieza a funcionar de forma autónoma, siguiendo un ciclo aproximado de unas 24 horas a la semana de nacer.

El caso de los bebés prematuros nos muestra cuán cruciales son estas señales horarias de la madre. Estos bebés dejan de recibir dichas señales mucho antes que los bebés nacidos a término y, por tanto, muestran más dificultades para establecer ritmos regulares de vigilia y sueño. Por si fuera poco, muchas salas de neonatología y unidades de cuidados intensivos neonatales están inundadas de luz artificial las 24 horas del día, lo que priva al reloj interno de los bebés de la alternancia luz/oscuridad que sería esencial para el pleno desarrollo de su ritmo circadiano. Recientemente se ha demostrado que las condiciones ambientales en las que se encuentra catapultado un niño tras su nacimiento pueden influir en su desarrollo y contribuir a determinar rasgos (como el cronotipo) que perdurarán hasta la edad adulta.

Pero ¿qué pueden hacer las futuras madres para transmitir a sus hijos un ritmo circadiano saludable? He aquí algunos consejos:

» desayunar nada más levantarse y procurar comer y cenar a horas regulares;
» dormir lo suficiente y mantener el mismo horario, incluso los fines de semana;
» evitar la actividad deportiva, sobre todo la intensa, antes de acostarse;
» reducir o eliminar por completo cualquier medicamento no esencial que pudiera atravesar la barrera placentaria, pues podría afectar el desarrollo del ritmo circadiano del niño;
» si hay otros niños presentes, pedir a la pareja que se encargue de la gestión de los despertares nocturnos, de modo que se pueda garantizar un sueño suficiente y adecuado.

El sueño de las embarazadas

Durante el embarazo, los ritmos de sueño cambian fisiológicamente. Según un estudio realizado por JAMA hace unos años, entre la undécima y la duodécima semana de embarazo las horas de sueño tienden a aumentar (unas 7.4 horas de sueño por noche, casi media hora más de lo habitual). A pesar de esto, la mujer despierta más veces durante la noche y descansa menos, también porque aumentan las interferencias con el sueño.

El primer trimestre es el periodo más delicado del embarazo, caracterizado por un mayor cansancio y la necesidad de dormir más de lo habitual. En esta fase, las alteraciones del sueño están relacionadas sobre todo con cambios hormonales. En concreto, se produce un aumento de la progesterona, una hormona esteroidea cuya función principal es preparar el útero para la implantación del embrión y su mantenimiento durante el embarazo. La progesterona además "entrena" a la futura madre para cuidar de su recién nacido, ya que también interviene en la fase de lactancia. En este periodo del embarazo, el sentido del olfato se vuelve más sensible, convirtiéndose en un sistema de alerta que la naturaleza pone a disposición de la madre para evitar posibles peligros para su salud y la de su bebé, como alimentos podridos o tóxicos, o ambientes contaminados e insalubres. El oído se vuelve más sensible a los sonidos agudos, lo que prepara a la futura madre para responder a los llantos del bebé y para distinguir su tipo: llanto por hambre, necesidad de cambiar pañales, cansancio, cólicos. Otras transformaciones se producen en el área límbica, donde se verifica un aumento en la capacidad de empatía, y en el área motora, donde cambia la expresión facial de las emociones. Para hacer frente a estos y otros cambios, el cuerpo necesita dormir más y es bueno hacerle caso. Para alegría de las mujeres a las que les gusta dormir boca abajo (¡y yo soy una de ellas!), todavía es posible hacerlo en esta etapa.

El segundo trimestre es el más tranquilo de todo el embarazo, porque el cuerpo se ha adaptado a la nueva situación, las náuseas han pasado y ese extraordinario cansancio que caracterizaba los primeros meses ha desaparecido. Entran en acción las endorfinas, que elevan el umbral del dolor de la futura madre y provocan un bienestar general. Las hormonas femeninas circulantes aumentan, de modo que la piel del rostro se vuelve más brillante y rosada, el cabello adquiere más volumen y brillo, y el escote parece más generoso. Durante este periodo, el sueño tiende a ser bastante regular, y la única perturbación puede ser la necesidad de orinar más a menudo, incluso durante la noche. Esto ocurre porque el útero presiona la vejiga, reduciendo así su tamaño y haciendo que se llene más pronto.

A medida que avanza el embarazo, los trastornos del sueño pueden acentuarse. Las causas son el aumento del volumen del abdomen, que provoca una mayor compresión de la vejiga, los movimientos del bebé y, por último, pero no por ello menos importante, la aparición de ansiedades y preocupaciones muy normales sobre el bienestar del feto, el miedo al parto y el temor a no poder afrontar la nueva etapa de madre. Otras dolencias importantes, aunque menos frecuentes, pueden ser el reflujo gastroesofágico, el síndrome de las piernas inquietas, que da la sensación de tener que moverlas continuamente y suele deberse a una carencia de hierro, y la apnea obstructiva del sueño. Esta última se debe a la mayor prevalencia de la obesidad y al aumento del volumen del vientre, lo que también explica por qué las mujeres roncan con más frecuencia durante el embarazo. Aproximadamente entre el 15 y el 20 % de las embarazadas padece apnea del sueño, que provoca despertares repetidos durante la noche y el consiguiente aumento del cansancio diurno. En general, se calcula que en el tercer trimestre las horas reales de sueño de las embarazadas se reducen a unas siete y que 11 % del tiempo que pasan en la cama lo hacen despiertas.

No obstante, para favorecer un mejor descanso durante el embarazo, pueden adoptarse algunos trucos. Por la noche, por ejemplo, antes de acostarse, puede ser útil realizar actividades relajantes (como leer), tomar un baño tibio, comer alimentos ligeros, de preferencia cereales y legumbres, y evitar los de difícil digestión o picantes, que pueden provocar acidez, y beber una infusión caliente. Durante el día, en cambio, debe evitarse el consumo de cafeína, sobre todo a última hora de la tarde y por la noche. También es importante mantener bajo control el aumento de peso.

Durante el embarazo, la mejor postura para dormir es sin duda de lado, con las rodillas ligeramente flexionadas hacia el pecho. Esta posición evita que el peso del feto comprima los vasos sanguíneos, lo que puede provocar mareos y la disminución de la tensión arterial tanto en la madre como en el niño. Para mayor comodidad, puede ser útil colocar almohadas entre las piernas para aliviar la presión y, por tanto, las molestias. El colchón también es importante: no debe ser demasiado firme, ya que provocaría una reducción del flujo sanguíneo debido a una presión excesiva sobre el cuerpo, pero tampoco debe ser demasiado blando, para evitar la falta de apoyo en los puntos fundamentales como la espalda y los hombros.

Diabetes gestacional y cronotipo vespertino

Según un estudio presentado en ENDO 2021, la reunión anual de la Endocrine Society (Sociedad Endócrina), las mujeres búho con diabetes gestacional corren un mayor riesgo de complicaciones durante el embarazo. Según estimaciones de la Hormone Health Network (Red de salud hormonal) y la International Diabetes Federation (Federación Internacional de Diabetes), este tipo de diabetes afecta a entre cuatro y ocho de cada 100 embarazadas en Estados Unidos y aproximadamente a 10 de cada 100 en Brasil. Las mujeres con diabetes gestacional que prefieren realizar sus actividades cotidianas en horario vespertino tienen tres veces más probabilidades de desarrollar preeclampsia, es decir, hipertensión inducida por el embarazo. Además, tienen unas cuatro veces más probabilidades de dar a luz a bebés prematuros que requieren cuidados intensivos en el momento del nacimiento.

Para comprender si el cronotipo influye realmente en la aparición de complicaciones en las mujeres con diabetes gestacional y sus recién nacidos, los investigadores estudiaron a 305 mujeres con este tipo de diabetes en el segundo y tercer trimestres. Las participantes llenaron cuestionarios para determinar la categoría de cronotipo a la que pertenecían, cuestionarios sobre la calidad del sueño y la posible presencia de síntomas depresivos. Casi la mitad de las mujeres en el estudio (151 mujeres) reveló tener un cronotipo matutino, en consonancia con los resultados de investigaciones recientes según los cuales el embarazo tiende a inducir un cronotipo matutino. Veintiún mujeres mostraban un cronotipo vespertino, mientras que las 133 restantes tenían un cronotipo intermedio.

En comparación con las mujeres con otros cronotipos, las que tenían una preferencia nocturna manifestaron síntomas de depresión significativamente mayores, tanto antes como después del embarazo, así como una peor calidad del sueño, asociada a insomnio y somnolencia diurna.

Estos hallazgos sugieren un nuevo riesgo potencial para la salud debido a alteraciones en el reloj corporal interno relacionadas con el ciclo sueño-vigilia. Esta consideración llevó a los investigadores a sugerir que la categoría de cronotipo debería evaluarse en mujeres embarazadas, más aún si padecen diabetes gestacional, ya que podría ser útil en la prevención de posibles complicaciones. Una mayor concienciación a este respecto también podría ayudar a las mujeres a reducir su preferencia vespertina, modificando sus hábitos, por ejemplo, intentando exponerse más a la luz natural de la mañana y reduciendo la exposición a la luz azul de las pantallas durante las horas nocturnas.

13. MADRES PRIMERIZAS

El sueño de las madres primerizas

Cuando nace un hijo, ambos progenitores inician una nueva etapa en sus vidas, caracterizada por numerosos cambios fisiológicos, psicológicos y de comportamiento que alteran su rutina diaria. Entre ellos, desde luego, se encuentra un cambio sustancial en el sueño, que se vuelve fragmentado y de mala calidad durante un periodo de tiempo indefinido. El hecho de que este periodo tenga una duración en extremo variable, además de exigir grandes sacrificios en términos de vida social, con frecuencia no permite a la pareja tomar decisiones bien meditadas, como buscar ayuda adicional o decidir cuándo volver a trabajar o estudiar. Además, la maternidad suele conllevar varias expectativas positivas, por ejemplo, que los bebés pasan el tiempo comiendo y durmiendo, que causan frustración cuando no se cumplen. Podría ser útil determinar con mayor precisión, desde un punto de vista científico, la duración del periodo de alteración del sueño, para que los padres (y en especial las madres primerizas) puedan afrontarlo de una mejor manera.

Las estimaciones sobre el tiempo que tarda un progenitor en recuperar los patrones de sueño anteriores al parto coinciden más o menos con el periodo posparto, es decir, unos seis meses. Este es el periodo en el que el bebé se alimenta exclusivamente al pecho o con leche de fórmula, y esto debe terminar cuando el bebé se regulariza, siguiendo un ritmo predecible del ciclo sueño-vigilia.

Algunos estudios han analizado el sueño de un grupo de madres dos años después del posparto y observaron que muchas de ellas cumplían los criterios del insomnio.

Por lo tanto, parece que aunque los factores internos que determinan el ciclo sueño-vigilia del bebé se desarrollan entre los tres y los seis meses de edad, y las madres empiezan a dormir gradualmente más horas, hay algunos factores externos que deben considerarse y que influyen en el bienestar de las mujeres, entre ellos la lactancia, la organización general de la familia y el trabajo. Además, los factores psicológicos que surgen durante el embarazo y el periodo perinatal pueden hacer que las nuevas mamás tengan dificultades para conciliar el sueño, incluso después de que sus hijos hayan alcanzado un patrón de sueño aceptable. Por ello, sería conveniente ampliar la investigación sobre los trastornos del sueño en las madres hasta 24 meses después del parto. Estos trastornos pueden ser de diversa índole, como la privación o fragmentación del sueño, o la somnolencia diurna, que afecta a las actividades cotidianas de las madres y puede causar baja productividad en el trabajo. La privación de sueño también provoca diversos efectos negativos en las relaciones sociales y en la salud psicofísica de los padres.

Un estudio realizado en 2021 pretendía investigar si la cantidad y la calidad del sueño de una muestra de madres con un hijo menor de dos años difería de la de mujeres de características similares sin un hijo a cargo, y analizar si las diferencias se limitaban a los seis primeros meses o si iban más allá de este periodo.

Los resultados mostraron que las madres con bebés tienen un sueño más fragmentado que las demás mujeres. También surgió una relación positiva entre la edad del niño y la duración del sueño de las madres. En concreto, la fragmentación del sueño, la somnolencia diurna y los problemas de sueño eran más frecuentes en las madres con hijos de entre seis y 12 meses. En conclusión, los resultados mostraron que los problemas de sueño de la madre no se resuelven por sí solos en los primeros seis meses de vida del bebé, sino que continúan al menos hasta el primer año de vida del niño. Por consiguiente, parece que las madres con hijos menores de 12 meses son las que más ayuda y apoyo necesitan.

La correlación entre el sueño materno y el sueño del bebé

Un estudio reciente intentó analizar la correlación entre el sueño y el cronotipo de los bebés, y el sueño, la salud mental y el estatus socioeconómico de las respectivas madres, y se preguntó si estos factores podrían influir de alguna manera en el primero. El estudio se llevó a cabo en Maceió, Brasil, entre enero de 2020 y mayo de 2021, en un grupo de 108 madres de entre 18 y 35 años, cuyos hijos debían estar sanos, haber nacido a término, con un peso al nacer mayor o igual a 2 500 gramos y una edad comprendida entre los cinco y los 12 meses en el momento del estudio. Los investigadores recopilaron los datos necesarios mediante entrevistas personales y cuestionarios en línea. Se preguntó a las madres si creían que sus hijos pertenecían al cronotipo matutino (alondras) o al vespertino (búhos) y se les entregó un cuestionario compuesto por 12 preguntas relativas a la calidad del sueño de sus hijos durante la última semana. Se utilizó el Cuestionario Matutinidad-Vespertinidad (MEQ) para determinar el cronotipo de las mamás (antes del embarazo, para evitar posibles interferencias debidas a la gestación o a las necesidades de cuidado del recién nacido). Además, se utilizó el Índice de Calidad del Sueño de Pittsburgh (PSQI) para evaluar los hábitos de sueño de las mujeres pertenecientes al mismo grupo de la muestra (calidad del sueño, duración, alteraciones, posible medicación para dormir, efectos sobre los hábitos diurnos, etc.) y la Escala de Somnolencia de Epworth (ESS) para evaluar su somnolencia diurna. Por último, se entregó a las madres un cuestionario relativo a posibles trastornos mentales y otro relativo a la evaluación de su situación socioeconómica específica.

Los resultados mostraron cierta concordancia entre el sueño medio (*midsleep*) de los niños y la percepción de su cronotipo por parte de sus madres. Además, como se sospechaba, la puntuación del Cuestionario Matutinidad-Vespertinidad de las madres mostró claras correlaciones con su edad, lo que subraya que las madres más jóvenes tienen más probabilidades de tener un cronotipo vespertino y que este último suele estar correlacionado con una peor salud mental y un sueño nocturno más fragmentado. Naturalmente, las mamás de los niños que tenían más dificultades para dormir (o que pertenecían a un cronotipo distinto al de su madre) se caracterizaban por una peor calidad del sueño y más trastornos mentales.

Al mismo tiempo, se demostró cómo las características de las madres (en primer lugar, el cronotipo) influyen en el sueño de los niños (los bebés alondra tenían más probabilidades de estar asociados a madres alondra). También se encontró una correlación entre potenciales síntomas depresivos de las madres durante el embarazo y una menor calidad del sueño de sus hijos (caracterizada por más despertares nocturnos y otras alteraciones del sueño), así como una relación directa entre las alteraciones del sueño de las madres, una peor salud física y mental y el hecho de vivir en zonas metropolitanas, con independencia de su nivel socioeconómico. Las madres que sufrían depresión u otros trastornos mentales también mostraban una menor interacción con sus hijos (lo que, a largo plazo, puede socavar el vínculo madre-hijo y tener importantes efectos negativos en el desarrollo del niño).

En otro estudio publicado en *Nature and Science of Sleep*, un grupo de investigadores chinos realizó un análisis retrospectivo para verificar la relación entre el sueño de la madre durante el embarazo y el sueño del niño después del nacimiento. Los resultados indicaron que

el patrón de sueño del niño se ve afectado por la calidad del sueño de la madre durante el embarazo, en especial en el segundo y tercer trimestres.

Para explicar esta relación, se ha planteado la hipótesis de que el ritmo sueño-vigilia ya está establecido en el embrión y que el mediador que vincula el sueño de la madre con el del niño es la melatonina.

En conclusión, querida mama primeriza, si no quieres pasar las noches siendo víctima de los constantes despertares de tu recién nacido, la solución es siempre la misma: esfuérzate por convertirte en alondra!

Pequeño vademécum para el descanso de las nuevas madres

El descanso es sagrado para todos, pero para las nuevas mamás lo es un poco más. He aquí algunos pequeños consejos que sería bueno compartir con tu red de apoyo:

» intenta dormir cuando tu hijo esté dormido. Cada momento de descanso te permitirá cargarte de energía para los momentos más difíciles;

» no interrumpas el sueño de tu hijo: a menos que el pediatra te aconseje lo contrario, si tu pequeño rebasa alguna vez las tres horas de sueño continuas, no te alarmes, sino que aprovecha para descansar;

» deja que te ayuden amigos y familiares: permite que personas ajenas a la familia, amigos o vecinos cuiden de tu pequeño, sin que te sientas incómoda. De este modo, estarás más descansada y fuerte, haciendo que el tiempo que pasen juntos sea tranquilo y gratificante;

» no intentes hacerlo todo mientras tus hijos duermen: sé que, sobre todo en los primeros días después del parto, la casa parecerá un campo de batalla y que el impulso primario sería utilizar el poco tiempo disponible para poner las cosas en orden, pero intenta no ceder. Descansa primero y luego haz lo que puedas en el tiempo restante;

» relájate: para facilitar un buen descanso nocturno, tómate tu tiempo para disfrutar de una taza de té, leer un libro, ver algo en la televisión o realizar una actividad energizante.

El ritmo circadiano de la leche materna

La leche materna experimenta complejas adaptaciones bioquímicas durante la lactancia. Al principio tiene una consistencia más acuosa, y después se vuelve más cremosa. La leche materna también tiene la capacidad de satisfacer las necesidades nutricionales del bebé, que cambian con la edad. Los porcentajes de grasa y proteínas, por ejemplo, cambian con el tiempo para satisfacer las mayores necesidades energéticas de los bebés más mayores.

Por si esto fuera poco, investigaciones recientes sugieren que la composición de la leche materna cambia en sincronía con los ritmos circadianos de las madres, lo que da a los lactantes amamantados una ventaja en el neurodesarrollo y los patrones de sueño. Los niños amamantados duermen, en promedio, 45 minutos más por noche y sufren menos cólicos que los alimentados con leche de fórmula. Las variables que afectan al sueño infantil son muy difíciles de medir, pero algunos científicos han empezado a considerar la bioquímica de la leche materna como una posible fuente de crononutrición.

Diversas sustancias contenidas en la leche materna, incluidos ciertos aminoácidos, la melatonina y otros oligoelementos, varían en función de los ritmos circadianos de la madre.

En 2008 un equipo de investigadores españoles tomó muestras de leche materna de 77 mujeres cada tres horas y midió posteriormente los niveles de 16 aminoácidos. Cuatro de ellos, precursores de los neurotransmisores de la actividad y, por tanto, aminoácidos de la vigilia, alcanzaron su nivel máximo durante el día y el nivel más bajo durante la noche.

En cambio, el nivel de triptófano alcanza su máximo durante las horas nocturnas, favoreciendo el sueño en los bebés. Esto sugiere que la lactancia materna puede ayudar a desarrollar el ritmo circadiano de los bebés, así como a contribuir al desarrollo neurológico. Desde este punto de vista, la leche sería una especie de herramienta que la madre utiliza "para explicarle" a su bebé cómo funciona el ritmo sueño-vigilia.

Otro estudio español confirmó el ritmo circadiano del triptófano en la leche materna y añadió una pieza más a la investigación al estudiar los niveles de un metabolito de la melatonina (es decir, un producto de descomposición) extraído de la orina en los pañales de los bebés amamantados. Los resultados fueron sorprendentes: no solo el metabolito de la melatonina mostraba un claro ritmo circadiano en los bebés amamantados, sino que este ritmo también estaba relacionado con los niveles de triptófano en la leche materna.

Otro estudio evidenció la relación temporal entre el ritmo circadiano de la 6-sulfatoximelatonina (un metabolito de la melatonina) de los lactantes alimentados en exclusiva con leche materna y el del triptófano en la leche materna. Esto tiene especial importancia durante las primeras semanas de vida, cuando el lactante aún no produce melatonina de forma independiente. Dado que la hormona desempeña una función hipnótica y también relaja los músculos gastrointestinales, la melatonina de la leche materna podría ser un factor importante en el desarrollo neurológico temprano de los ciclos de sueño-vigilia del lactante, así como en la reducción de la incidencia de cólicos.

Los científicos también han detectado otras sustancias en la leche materna que siguen ritmos circadianos, pero cuya finalidad o causa sigue sin estar clara. El hierro, por ejemplo, alcanza su máximo al mediodía, la vitamina E hacia las 18:00 horas, y el magnesio y el zinc alcanzan sus niveles más altos por la mañana. El sodio y el potasio de la leche materna también siguen variaciones predecibles durante el día, pero aún no se conocen del todo ni el mecanismo ni el posible impacto de estos cambios. Por último, el contenido en grasa muestra cambios significativos durante la noche. Sin embargo, esto puede estar relacionado con cambios en la frecuencia de alimentación más que con los ritmos circadianos.

Una vez establecida la variación circadiana en la composición de la leche materna, quedan abiertas varias preguntas. La primera es si esta variación viene definida por el reloj circadiano en el tejido de las glándulas mamarias de las madres, o por factores externos o de comportamiento como el sueño y el horario de ingesta de alimentos, o por una combinación de estos. Además, no está claro hasta qué punto son relevantes factores como la etnia, el estatus socioeconómico y el estilo de vida.

Sin embargo, es probable que el ritmo circadiano de la leche humana tenga un efecto nutricional y metabólico beneficioso para el bebé en desarrollo. También es probable que los mayores niveles de grasa de la leche por la mañana que por la tarde se sincronicen con el metabolismo de las grasas del niño, y actúen así como una señal importante para un crecimiento sano. La variación circadiana de la grasa también puede desempeñar un papel protector sobre el riesgo de desarrollar obesidad y puede ser importante para reducir los factores de riesgo cardiovascular. Por otra parte, la ausencia de una variación circadiana clara en los carbohidratos y las proteínas de la leche también podría ser beneficiosa para el lactante, ya que reflejaría las continuas demandas de estos componentes durante la vida posnatal, necesarios para un desarrollo sano.

Los resultados obtenidos en los estudios también parecen sugerir que si la leche materna se extrae primero y se da al niño después, los procesos descritos se interrumpen. Es probable que todo esto influya en el crecimiento del niño y el desarrollo del ciclo sueño-vigilia. Por otro lado, es necesario seguir investigando para averiguar si las alteraciones del ritmo circadiano en la madre, por ejemplo, debido a la luz artificial, el *jet lag* o el trabajo en turnos nocturnos, pueden afectar el ritmo circadiano de la composición de la leche y, en consecuencia, al ritmo circadiano del bebé.

14. MUJERES EN MENOPAUSIA

Los mecanismos hormonales que desencadenan la menopausia

La menopausia, un periodo muy especial en la vida de una mujer, se produce en torno a los 50 años. Técnicamente, se dice que la menopausia se produce tras 12 meses sin ciclo menstrual, a los que precede un periodo de tres a 10 años de perimenopausia, en el que se experimenta un gran número de molestias, causadas por el cambio y la disminución de los niveles de estrógenos y progesterona. Entre las más recurrentes están los ciclos irregulares, los cambios de humor, los bochornos, el insomnio, el aumento de la ansiedad y la depresión, la disminución del deseo sexual, la sequedad vaginal y cutánea en general, los cambios físicos en las mamas, el útero, los ovarios, el cuello uterino y el aumento de las ganas de orinar. Algunas mujeres tienden a sufrir más durante la menopausia, otras menos, dependiendo también de su etnia. Por ejemplo, las japonesas se quejan más de rigidez de cuello y hombros, mientras que las europeas se quejan más de bochornos. Hay quienes afirman que hay tantas menopausias como mujeres, pero lo cierto es que todas estas quejas se remontan a un único gran problema. ¿Cuál?

Hay que saber que existen neuronas (las mismas implicadas en el inicio de la pubertad) que transmiten una señal que luego llega a los ovarios y a las hormonas sexuales. Estas se denominan neuronas de kisspeptina (por los chocolates Kisses de Hershey, llamados así por el sonido de la máquina que los produce, que recuerda a un beso) y se localizan en dos núcleos hipotalámicos diferentes. Las neuronas de kisspeptina establecen contacto directo con las neuronas que producen GnRH, el principal péptido que estimula la secreción de la hormona luteínica (LH) y la hormona foliculoestimulante (FSH), que a su vez controlan la producción ovárica o testicular.

Las mujeres tienen una mayor cantidad de kisspeptina que los hombres. Esta no solo llega al centro GnRH (responsable de la reproducción), sino que también se proyecta a otros núcleos (el de las células TRH, que controla las hormonas tiroideas, y el de las células productoras de CRH, que controla el cortisol y el sistema del estrés), muy implicados en el control metabólico.

Así, a través de la kisspeptina, se establece una especie de interconexión entre el control reproductivo y el metabólico. Esto se debe a que la fertilidad también depende de la disponibilidad de energía: para que la reproducción sea posible, las mujeres deben disponer de los recursos suficientes para hacer frente al embarazo y la lactancia. Y esta es también la razón por la que las chicas que practican deportes a nivel competitivo (y que, por tanto, tienen una menor reserva de grasa) experimentan a menudo un retraso en el inicio de la pubertad o alteraciones en su ciclo menstrual. Del mismo modo, las que tienen sobrepeso se enfrentan a un mayor riesgo de aborto espontáneo. En otras palabras, es como si la Madre Naturaleza quisiera asegurarse de que la embarazada está en perfecta salud para poder cuidar físicamente de otro ser humano. Tanto la delgadez excesiva como el sobrepeso desestabilizan, primero metabólica y luego hormonalmente, el organismo de la mujer, que, ocupado en afrontar estas dificultades, en teoría sería incapaz de asumir el trabajo extra que supone el crecimiento de un feto.

Podemos pensar en las neuronas de kisspeptina como en una estación de intercambio ferroviario, que conecta el sistema nervioso con el sistema endocrino, y el sistema reproductor con el metabolismo y la disponibilidad de energía, fundamental para la propia reproducción. Durante la menopausia, cesa la producción ovárica de estrógenos, lo que representa una señal muy importante entre las muchas que regulan las neuronas de kisspeptina.

¿Te acuerdas de los genes reloj, de los que hablamos en la primera parte del libro? Pues bien, estudios en ratones hembra han demostrado que en aquellas en las que se ha destruido el gen reloj ya no ovulan. Esto significa que la función de los genes circadianos y las señales estrogénicas están estrechamente relacionadas. Los mismos experimentos realizados en ratones en los que se han silenciado los genes reloj muestran algunas de las consecuencias de la menopausia:

» mayor tendencia a la obesidad: los ratones hembra en los que se han silenciado las neuronas de kisspeptina desarrollan obesidad aunque no coman más que los animales de control. Eso sí, presentan patrones alimentarios completamente desordenados (y sabemos que comer de forma desordenada contradice los principios de la crononutrición, predisponiendo al sobrepeso);

» menor actividad locomotora y aumento de la fatiga: los ratones hembra en los que se han silenciado las neuronas de kisspeptina son menos activos, independientemente del nivel de estrógenos, y esto parece por completo inesperado, ya que moverse es una actividad gratificante para los roedores. Aún no está claro si esta pérdida de interés se debe a una mayor percepción de la fatiga o a un menor interés por moverse;

» alteración de la temperatura basal y bochornos: las neuronas de kisspeptina también intervienen en la regulación de la temperatura corporal. De hecho, existe un ritmo circadiano en los bochornos, que alcanzan su punto máximo por la tarde o por la noche. Si la caída de estrógenos es especialmente brusca (por ejemplo, tras la extirpación de los ovarios), los sofocos tienden a empeorar;

» alteraciones del sueño: las neuronas de kisspeptina también afectan la fase de vigilia. Como veremos a continuación, el insomnio es uno de los síntomas típicos de la menopausia, que también se debe a una reducción significativa de la secreción endógena de melatonina.

En conclusión, podemos decir que los ratones hembra en los que se silenció la señal de la neurona de kisspeptina muestran alteraciones en la regulación de los ritmos circadianos de la ingesta de alimentos, del sueño y de la temperatura corporal, pero no hay alteración de la expresión circadiana global de los genes reloj en el núcleo supraquiasmático. Esto significa que los síntomas de la menopausia se observan silenciando estas neuronas, pero sin modificar el comportamiento general de las demás funciones.

Sueño y menopausia

El sueño es una de las áreas en las que las mujeres sufren más los efectos de la menopausia. De hecho, cerca de un tercio de ellas afirma padecer insomnio u otros trastornos del sueño. ¿Por qué ocurre esto? En primer lugar, como ya se ha mencionado, es importante destacar que los efectos secundarios de la menopausia también siguen su propio ritmo circadiano. Las mujeres, por ejemplo, son más propensas a sufrir bochornos por la noche, el momento del día en que la temperatura corporal es más alta. Sucesivamente, en el transcurso de la noche y sobre todo durante las horas en que el sueño debería ser más profundo, la temperatura corporal desciende de forma drástica. Las mujeres en menopausia tienen más dificultades para disipar el calor a través de la vasodilatación periférica, lo que repercute de forma considerable en el sueño. El resultado es cansancio e inquietud al día siguiente, que con el tiempo pueden traducirse en ansiedad y depresión.

Otros fenómenos relacionados con la menopausia también se deben a la influencia del ritmo circadiano en la producción de estrógenos, que sigue un ciclo diario de 24 horas, además del ciclo mensual.

Por ejemplo, la progesterona, que desempeña un papel importante para favorecer el sueño, disminuye de forma drástica durante y después de la menopausia. Los estudios han descubierto que las mujeres tienden a dormir peor en los momentos del mes en que la progesterona está baja (como durante el ciclo menstrual). Así pues, es precisamente el descenso permanente de la progesterona lo que podría ser un factor decisivo a la hora de determinar el insomnio menopáusico.

Un grupo de investigadores de la Universidad de Murcia descubrió que las mujeres en posmenopausia también presentan cambios en los niveles de cortisol asociados a ritmos circadianos o biológicos alterados. En este estudio, 50 mujeres que acababan de entrar en la menopausia fueron sometidas a diversos controles de alimentación, niveles de cortisol y horas de sueño durante ocho días consecutivos. Los resultados se compararon con los de 127 voluntarias con una edad media de 40 años, que aún no habían entrado en menopausia y a las que se realizaron las mismas pruebas. A continuación, unos dispositivos colocados en las muñecas de las pacientes registraron sus cambios de temperatura y su ritmo de actividad y recuperación. Además, los investigadores sometieron a las mujeres participantes en el estudio a una polisomnografía (examen del sueño) en sus hogares, así como a mediciones de los niveles de cortisol a través de saliva. Las mujeres en posmenopausia mostraron un adelanto de aproximadamente una hora en sus ritmos de actividad y descanso, así como en sus hábitos de sueño y alimentación, en comparación con las que aún no habían entrado en la menopausia. Por tanto, los investigadores concluyeron que las mujeres en posmenopausia tienden a dormir más tarde y a despertar antes que las demás.

La medición de los niveles de cortisol en el estudio presentó valores similares a los que se dan en situaciones del estrés crónico y se asocian con un aumento de la obesidad abdominal o de la presión arterial. Por la mañana, lo normal es que los niveles de cortisol sean mucho más elevados que por la noche, lo que nos mantiene activos y favorece el hambre. Las investigaciones han demostrado que, en las mujeres en menopausia, la secreción de cortisol aumenta por la noche, reduciendo la diferencia con el cortisol matutino, lo que ayudaría a explicar las alteraciones del sueño y los cambios en los ritmos circadianos y biológicos.

Otros estudios sobre el tema sugieren que el insomnio en las mujeres en perimenopausia puede estar asociado a una alteración de la secreción de melatonina durante las 24 horas del día, caracterizada por un desplazamiento del pico de las horas nocturnas a las primeras horas de la mañana, mientras que existe una tendencia a la disminución de los niveles globales de melatonina en las mujeres en posmenopausia. Refuerza la relación entre la incidencia de los trastornos del sueño y la reducción de la secreción de melatonina el hecho de que se observaron menores reducciones de melatonina endógena en las mujeres sin trastornos del sueño que en las demás. Curiosamente, también parece existir una correlación entre la reducción de la secreción de melatonina y el aumento del índice de masa corporal (IMC).

El síndrome de apnea obstructiva del sueño (SAOS), un problema que puede aumentar el riesgo cardiovascular, también se padece con frecuencia durante la menopausia. Este trastorno consiste en el cierre parcial (hipopnea) o total (apnea) de las vías respiratorias superiores durante el sueño. Disminuye el nivel de oxígeno en la sangre y provoca microdespertares y un estado de excitación, del que la mujer no es consciente y suele conseguir abrir las vías respiratorias y restablecer el flujo de aire. Por lo tanto, también puede provocar ronquidos.

Otra molestia típica de la menopausia se debe a la posible coexistencia de trastornos del sueño y fibromialgia. La fibromialgia afecta al sistema musculoesquelético y se caracteriza por dolor generalizado e hipersensibilidad en zonas específicas del cuerpo. La hipersensibilidad se debe probablemente a un aumento de la sensibilidad central al dolor, así como a una sobreproducción de señales de dolor dentro del propio músculo. La fibromialgia también se caracteriza por una mala calidad del sueño. Tiene un pico de aparición perimenopáusico, con una proporción mujer-hombre de 7 a 1. La alteración del sueño es tan generalizada que muchos creen que una buena recuperación de la calidad del sueño puede tener también un efecto terapéutico sobre la fibromialgia.

En conclusión, podemos decir que los cambios del sueño en la menopausia pertenecen a los trastornos que todavía se investigan poco. Su frecuencia y su impacto en la calidad de vida de las mujeres merecen no solo una mayor atención diagnóstica, sino también una intervención terapéutica más activa. En este sentido, las terapias hormonales son la primera opción para devolver a la arquitectura del sueño la armonía perdida tras la menopausia. Para reducir las molestias asociadas a los trastornos del sueño en esta fase particular de la vida, los investigadores sugieren una serie de remedios prácticos, además de los ya enumerados en el apartado de las páginas 88-89:

» evitar la exposición a luces brillantes antes de acostarse;
» seguir una buena higiene del sueño, intentando acostarse siempre a la misma hora;
» crear una rutina de sueño, es decir, un ritual que alivie la tensión, la ansiedad y las preocupaciones del día e induzca a la relajación mental y física. Si no consigues conciliar el sueño o te despiertas en mitad de la noche y permaneces insomne durante más de 20 minutos, es aconsejable levantarte e intentar cambiar de habitación. La cama no debe asociarse a la idea negativa de no poder dormir;
» el dormitorio debe ser fresco y oscuro: es mejor evitar el uso del televisor u otros aparatos electrónicos;
» tomar suplementos de melatonina cuando sea necesario.

Mujeres en menopausia y cronotipo

Como hemos visto, los científicos han relacionado el cronotipo vespertino con un mayor riesgo de desarrollar enfermedades metabólicas en condiciones de obesidad. Dado que la
menopausia es una fase de la vida que en sí misma está sujeta
a un mayor riesgo cardiometabólico, así como a un cambio en el ritmo circadiano interno, resulta sorprendente que,
hasta la fecha, siga habiendo tan pocos estudios que investi-
guen el cronotipo de las mujeres en menopausia.

En uno de estos estudios, realizado con mi equipo de
investigación, reclutamos a 49 mujeres en edad fértil y a 74
mujeres en posmenopausia. Analizamos sus parámetros antropométricos, hábitos de vida, adherencia a la dieta mediterránea, calidad del sueño, cronotipo y presencia o ausencia
de diabetes *mellitus* de tipo 2 u otras enfermedades cardiovasculares. Los resultados mostraron que no había diferencias
significativas en cuanto al estilo de vida y la adherencia o no
adherencia a la dieta mediterránea entre las mujeres en pre-
menopausia y mujeres en posmenopausia. Sin embargo, en
términos de cronotipo, las mujeres se clasificaron como alondras (53.6 %), búhos (16.3 %) y colibríes (30.1 %). Las mujeres
en perimenopausia con obesidad mostraron una mayor probabilidad de pertenecer a un cronotipo intermedio, mientras
que las mujeres en posmenopausia mostraron una mayor
tendencia hacia un cronotipo matutino.

Este "cambio" de un cronotipo predominantemente
intermedio a otro claramente matutino podría
interpretarse como una especie de mecanismo
de defensa del organismo.

Ya hemos mencionado que la menopausia es un estado de la vida asociado a un mayor riesgo de desarrollar enfermedades metabólicas. ¿Y cuál es el cronotipo que más protege contra el desarrollo de enfermedades metabólicas? Lo hemos repetido de mil maneras: ¡el matutino! Comprenderás perfectamente que la Madre Naturaleza, con su varita mágica, no podía eximirse de convertir a las mujeres en menopausia en diligentes alondras, como para dotarlas de una herramienta extra para defenderse de los riesgos metabólicos.

No se encontraron diferencias particulares en la proporción de mujeres búho en los dos grupos. Sin embargo, estas últimas mostraron un riesgo significativamente mayor de desarrollar diabetes *mellitus* de tipo 2, sin importar a qué grupo pertenecían (en pre o en posmenopausia). Estos resultados subrayan, una vez más, la importancia de incluir la evaluación del cronotipo en el análisis de la salud de la mujer y, en particular, en las mujeres en menopausia, precisamente por el riesgo metabólico relacionado con esta fase de la vida.

Otros estudios han demostrado que, además de interferir en el metabolismo, el cronotipo vespertino puede ser un factor de predisposición al cáncer de endometrio en mujeres en posmenopausia. En concreto, las mujeres búho tienen más probabilidades de sufrir cáncer de endometrio que sus compañeras alondras. El porcentaje aumenta aún más en el caso de las mujeres obesas. Aunque todavía son pocos los estudios que lo corroboran, parece que también pueden obtenerse resultados muy similares en el caso del cáncer de mama.

15. LAS PERSONAS MAYORES

Las personas mayores y el sueño

Alrededor de dos tercios de las personas mayores sufren con frecuencia trastornos del sueño. Sin embargo, en la gran mayoría de los casos no se diagnostican de manera correcta ni se curan. En consecuencia, las personas mayores tienden a pensar que los trastornos del sueño son un efecto natural e inevitable de la vejez. Hasta hace poco, incluso los investigadores en este campo habrían estado de acuerdo, pero hoy sabemos que la mayoría de los cambios en los patrones de sueño de las personas se produce antes de los 60 años. En comparación con los jóvenes, las personas sanas de mediana edad y los adultos mayores duermen un poco menos y se despiertan un poco más a menudo, pero no tardan más en dormirse ni, una vez dormidos, en empezar a soñar.

Si pienso en mi querida abuela cuando yo era niña, siempre la recuerdo acariciándome la cabeza mientras yo intentaba conciliar el sueño. La imagen del abuelo que vela, como si quisiera proteger a hijos y nietos de los terrores nocturnos, tiene su explicación científica en el cambio fisiológico de los ritmos circadianos relacionado con la edad. Sin embargo, esto no significa que haya que subestimar o aceptar pasivamente un sueño de mala calidad, sobre todo en una fase tan delicada de la vida. Las consecuencias negativas de un sueño inadecuado incluyen:

» somnolencia y fatiga diurna, lo que se traduce en una menor actividad física que, a su vez, puede acentuar los problemas de peso, la diabetes y el sedentarismo;
» una posible depresión, que puede causar o ser causada por trastornos del sueño;
» confusión cognitiva y problemas de memoria y concentración;
» debilitamiento del sistema inmunitario y aumento de la probabilidad de enfermar;
» aumento de la sensibilidad al dolor;
» mayor peligro de caídas y accidentes por la noche;
» posibles complicaciones de otras patologías previas.

Una de las principales causas de los trastornos del sueño en la vejez es el uso de medicamentos que tienen como efecto secundario el insomnio. Otras son la apnea del sueño, el síndrome de las piernas inquietas y los problemas urinarios. Todas estas causas son bien conocidas y ampliamente discutidas, pero es menos reconocida la forma en que el reloj corporal humano está implicado en los trastornos del sueño en las personas mayores. Como ya sabes, la luz es uno de los elementos más eficaces para mantener el reloj interno sincronizado con el ciclo día/noche. La presencia de luz, sobre todo de su componente azul, se envía al reloj interno a través de una vía nerviosa procedente de células especiales de la retina que contienen una sustancia química fotosensible, la melanopsina.

A medida que envejecemos, lo que es brillante en el exterior no se traduce necesariamente en luminosidad en el ojo y el cerebro.

Más o menos a partir de los 40 años el líquido ocular empieza a enturbiarse, lo que interpone una especie de filtro entre el mundo exterior y la retina, reduciendo así la cantidad de luz que puede llegar a ella.

Con el paso de los años, el cristalino del ojo también cambia, volviéndose amarillo. Esta coloración amarillenta provoca una notable disminución de la luz de longitud de onda más corta, de color azul, que es precisamente la parte del espectro visual que más influye en el reloj circadiano. Esto reduce la cantidad de luz de onda corta que llega a la retina, y provoca no solo una distorsión del color, sino también una menor estimulación del fotopigmento melanopsina, sensible al azul, en la retina. La cantidad de luz azul que llega a la retina puede reducirse hasta un 30%, tan solo debido al proceso natural de envejecimiento de los ojos. La gente rara vez es consciente de ello, ya que se trata de un proceso muy gradual, pero si te sometes a una operación de cataratas con sustitución del cristalino, es probable que pronto te des cuenta de que los colores son más vivos.

Pero ¿cómo resolver el problema de la disminución de la percepción de la luz en la vejez sin cirugía de cataratas? La solución más sencilla sería utilizar fuentes de luz con una mayor concentración de longitudes de onda azules, pero esto tendría efectos secundarios desagradables, como incómodos deslumbramientos y reducción del contraste (que es también la razón por la que a mucha gente le molestan faros azules instalados en algunos coches de lujo). Aumentar el nivel de luz azul también puede provocar un agravamiento de la degeneración macular, un trastorno que causa ceguera a largo plazo. La mejor solución para regenerar el funcionamiento circadiano en la vejez, a la vez que se protegen los ojos, es en cambio aumentar el nivel de luz en los momentos adecuados del día, utilizando filtros de difusión que, fijados a las lámparas, mantienen el nivel de luz cómodo a la vez que garantizan que no haya un exceso de longitud de onda azul.

En general, muchas personas mayores adoptan un estilo de vida que reduce su exposición a la luz, tanto interior como exterior. El problema se agrava en las residencias de mayores que mantienen a los residentes en el interior durante la mayor parte del día. Nuestro reloj interno, por el contrario, espera recibir las señales de luz y sombra que indican la sucesión de día y noche. Quienes pasan el día en interiores y en lugares mal iluminados privan a sus relojes de una pista esencial. Como consecuencia, el reloj interno pierde su capacidad para regular los ciclos diarios y los procesos de atención y metabólicos. Por eso son tan esenciales pequeñas medidas como iluminar bien los espacios, haciendo que funcione como una prolongación de la luz solar. Esto puede ayudar a mantener un alto nivel de energía hasta la tarde, contrarrestar la somnolencia prematura y aumentar la cantidad y calidad del sueño nocturno.

Sin embargo, el reloj circadiano no es el único componente del proceso del sueño que cambia con la edad. A medida que envejecemos, la glándula pineal produce niveles cada vez más bajos de melatonina. El resultado es una reducción de la señal fisiológica de la oscuridad. Esto significa que al organismo le resulta más difícil pasar del día a la noche en términos de metabolismo, presión sanguínea, secreción hormonal, etcétera. Esta puede ser una de las razones por las que el sueño tiende a hacerse más ligero y a interrumpirse más fácilmente con la edad.

Para disfrutar de un buen descanso nocturno, también es esencial irse a dormir a una hora razonable, ni muy tarde, ni muy temprano. Además hay dos factores importantes para conciliar el sueño más rápido: el primero es el deseo de dormir, que se acumula durante el día mientras estamos despiertos; el segundo es la señal que nos da el reloj interno, que nos hace pasar de la vigilia al sueño. Podríamos pensar que cuanto más se acerca la hora de acostarse, más fácil es conciliar el sueño. Pero no es así. De hecho, nuestro reloj interno sigue manteniéndonos despiertos durante la noche, aunque la necesidad de dormir sea cada vez mayor. Por eso suele ser muy difícil conciliar el sueño en esta fase. Solo cuando el reloj cambia al "modo noche" sentimos una oleada de sueño intenso, que nos incita a irnos a la cama. Sin embargo, si el ritmo circadiano se debilita con la edad, la necesidad de dormir puede surgir mucho más tarde por la noche, sobre todo en presencia de excesivas siestas diurnas (con cada siesta, la necesidad de dormir desaparece y debe volver a acumularse). Esto desencadena un círculo vicioso, ya que uno se va a dormir temprano, duerme poco y vuelve a despertarse temprano.

Siestas por la tarde

Un tema muy debatido en relación con el sueño en la vejez es el de las siestas vespertinas. Algunos investigadores afirman que una siesta puede mejorar la atención y la función cognitiva sin afectar al sueño nocturno, mientras que otros insisten en que una siesta vespertina puede aumentar el riesgo de insomnio. La mayoría de los estudiosos coincide en que quienes deciden dormir la siesta por la tarde deben asegurarse de que tenga tres características: que sea temprano (de preferencia antes de las tres de la tarde), que sea corta (no más de media hora) y que sea tranquila (en un entorno silencioso, oscuro y cómodo). Los que duermen siestas de más de media hora tienen más probabilidades de sufrir somnolencia y falta de atención al despertarse, mientras que quienes se quedan dormidos después de las tres de la tarde tienen más probabilidades de experimentar problemas para conciliar el sueño por la noche.

La enfermedad de Alzheimer y el reloj interno

Cuando el reloj interno funciona como es debido, mejora las funciones cognitivas y el estado de ánimo durante el día, reduce las siestas y favorece un sueño ininterrumpido y reparador por la noche. Pero, por desgracia, inducir al reloj interno a funcionar de forma correcta suele representar un verdadero reto, sobre todo en las personas mayores y aún más en las que padecen enfermedades neurodegenerativas, como la enfermedad de Alzheimer.

Siempre que hablamos de este tipo de enfermedades mi pensamiento solo puede volar hacia mi película estadounidense favorita: *Diario de Noah*. Si no la has visto nunca, te la recomiendo. Es una historia romántica y algo melancólica, que cuenta de forma muy poética y profunda lo que, para bien o para mal, una enfermedad neurodegenerativa puede hacer a un gran amor.

Volviendo a la relación entre el sueño y el Alzheimer, este último afecta al reloj circadiano, a la producción de melatonina y a la integridad del propio sueño. Sin embargo, aún no está del todo claro si estas alteraciones ya están presentes en la fase presintomática de la enfermedad.

Esto se investigó hace poco en un estudio publicado en la revista *JAMA Neurology*, en el que se incluyeron 189 voluntarios cognitivamente sanos que fueron evaluados en el Knight Alzheimer Disease Research Center de la Universidad de Washington en San Luis. Estos se sometieron a una tomografía por emisión de positrones (PET) con un trazador de amiloide o a una toma de muestras de líquido cefalorraquídeo (LCR) para medir los niveles de amiloide, una proteína cuya acumulación en el cerebro se asocia al desarrollo del Alzheimer. De la muestra total, 139 voluntarios dieron negativo para la presencia de amiloide, mientras que los 50 restantes mostraron niveles alterados de amiloide (Alzheimer preclínico). A continuación se midieron los ritmos de sueño-vigilia durante siete a 14 días mediante un dispositivo de muñeca. El estudio mostró un ritmo circadiano anormal en las personas con niveles elevados de amiloide. Estas alteraciones eran independientes de la edad y el sexo. Por lo tanto, los investigadores sugirieron que las alteraciones del ritmo circadiano podrían ocurrir al principio del curso de la enfermedad y preceder a la aparición de los síntomas. Por ello son necesarios más estudios para comprender la asociación entre las alteraciones del ritmo circadiano y los procesos fisiopatológicos subyacentes a la enfermedad de Alzheimer.

En un ensayo clínico realizado en Países Bajos, los pacientes con demencia pasaban la mayor parte del día bajo luz artificial brillante en las habitaciones colectivas del hospital. A continuación se les administró melatonina a última hora de la tarde. Los resultados fueron sorprendentes: el sueño nocturno se hizo más profundo, mejoraron las actividades diurnas, mejoró el estado de ánimo y se ralentizó el deterioro cognitivo.

La simulación gradual del amanecer y el atardecer en el dormitorio también demostró ser de gran ayuda. En un estudio suizo, pacientes con Alzheimer se durmieron con la señal del atardecer y se despertaron con la del amanecer. Tres semanas después del inicio del estudio pudieron dormir una hora más durante la noche y su atención mejoró durante el día.

La enfermedad de Parkinson y el reloj interno

La enfermedad de Parkinson tiene efectos devastadores sobre el control motor, el sueño, el estado de ánimo y la capacidad de razonar. Por eso es uno de los trastornos más temidos entre las personas mayores, pero no nada más en ese grupo etario (aunque se presenta en la mayoría de los casos después de los 50 años, también puede aparecer en personas mucho más jóvenes). Los síntomas más evidentes son temblor, lentitud de movimientos y rigidez muscular, pero el trastorno también puede causar impulsividad, dificultad para pensar, somnolencia diurna e insomnio. Sin embargo, hasta la fecha no existe una cura definitiva. La enfermedad suele tratarse con fármacos que ayudan a reponer el neurotransmisor dopamina en el cerebro. Estos fármacos ralentizan el empeoramiento de los síntomas, pero sus resultados varían mucho de un paciente a otro.

En la actualidad, algunos indicios parecen revelar una conexión entre los ritmos circadianos y la enfermedad de Parkinson, pero aún no se ha investigado lo suficiente para respaldar esta hipótesis. El doctor Gregory Willis, de Melbourne, ha hecho un gran avance en este sentido. Ha utilizado la fototerapia, junto con un medicamento específico, en un amplio grupo de pacientes que padecían esta enfermedad. Los resultados mostraron una notable mejoría del estado de ánimo y del sueño a las pocas semanas de comenzar la fototerapia. Aún más sorprendente es el hecho de que los trastornos del estado de ánimo de los pacientes también mejoraron de modo considerable, aunque de forma más gradual, a lo largo de meses y años.

En cambio, los pacientes que no recibieron fototerapia no mostraron una reducción significativa del insomnio ni de la depresión y, por el contrario, experimentaron un empeoramiento progresivo de los síntomas motores con el paso del tiempo. Otro hallazgo relevante fue que los pacientes que utilizaron fototerapia a diario mostraron mejoras más importantes, mientras que los que solo la utilizaron ocasionalmente tuvieron mejorías menos marcadas. Aunque las investigaciones en este campo son todavía bastante recientes, si los resultados de los estudios siguen siendo prometedores, los médicos y científicos especialistas en Parkinson podrían considerar la fototerapia como una herramienta útil en el tratamiento de esta patología.

Personas mayores y cronotipo

En las personas mayores, el cronotipo vespertino también se ha asociado a un mayor riesgo de diabetes, enfermedades cardiovasculares, hipertensión, obesidad y trastornos psicológicos (depresión, episodios psicóticos, etc.), así como a un mayor consumo de alcohol y tabaco.

Un estudio realizado en Estados Unidos intentó analizar la variación del cronotipo en función de la edad y el sexo de las personas. Los resultados confirmaron que, por lo general, las personas tienden a convertirse en búhos durante la adolescencia, alcanzando su punto álgido en torno a los 19 años, para pasar después a un cronotipo matutino (alondras). En cuanto al sexo, antes de los 40 años, los hombres tienden más a un cronotipo vespertino que las mujeres, mientras que después tienden a convertirse en alondras.

Cómo promover un sueño más saludable en las personas mayores

Hay varios trucos para conseguir un sueño sano y reparador para las personas mayores. Algunos de ellos son simples medidas de higiene del sueño, que la mayoría de nosotros conocemos pero que con demasiada frecuencia ignoramos: se aplican los consejos generales mencionados con anterioridad.

Además, sería mejor que las personas mayores eviten:

» tomar alcohol después de cenar;
» ver la televisión en la cama;
» leer en una pantalla o una tableta durante las dos horas previas al sueño;
» ir a dormir si no tienen sueño.

En su lugar, deberían intentar:

» participar en actividades sociales para contrarrestar la somnolencia, la apatía y el desinterés;
» limitar el uso de fármacos hipnoinductores;
» atender las condiciones patológicas como la apnea, el síndrome de las piernas inquietas y los problemas urinarios que pueden interrumpir el sueño nocturno.

Insomnio: un problema de salud emergente

Históricamente, el insomnio se ha considerado más un síntoma que un trastorno real. Se trata de un fenómeno complejo, en el que interactúan aspectos culturales, la representación social de la enfermedad y la asociación con trastornos mentales. Como hemos visto, la cultura moderna dominante tiende a situar el sueño entre las necesidades optativas, con la consiguiente propensión a privilegiar estilos de vida y hábitos que contribuyen a reducir el número de horas dedicadas al descanso. Por lo general, la gente (sobre todo los jóvenes) se enorgullece de dormir muy poco. En últimos tiempos ha surgido el fenómeno de la ortosomnia, es decir, la obsesión por el sueño nocturno y la manía de seguirle la pista, lo que indica una renovada atención al sueño. Más del 20 % de los propietarios de teléfonos inteligentes, por ejemplo, posee al menos una aplicación de seguimiento del sueño. Aunque esta disponibilidad puede facilitar el reconocimiento de trastornos específicos del sueño, el uso inadecuado de estas herramientas también puede conducir al desarrollo de una obsesión.

Una de las consecuencias más importantes de no reconocer el insomnio como enfermedad es el hecho de que más de la mitad de los pacientes tiende a no comunicar el trastorno a su médico. Una encuesta realizada en 1997 en una muestra representativa de la población italiana de 10 000 individuos, por ejemplo, confirmó la tendencia a no comunicar el problema del insomnio al médico, aunque fuera frecuente, por considerarlo una característica personal. Los datos internacionales apuntan en la misma dirección, con un estudio de la OMS que indica que menos del 50 % de los insomnes es identificado por su médico de cabecera, y encuestas que confirman que la falta de reconocimiento del insomnio afecta a unos dos tercios de los pacientes que lo padecen. Otro estudio representativo se llevó a cabo en Alemania y reveló que solo el 17 % de las personas que padecían insomnio desde hacía menos de dos años y el 49 % de las que tenían un historial más largo de la enfermedad solían consultar a su médico sobre este problema.

Los datos demuestran que el insomnio es un trastorno muy extendido, con picos marcados en la edad avanzada y sobre todo en la población femenina (principalmente durante la menopausia). A pesar de que la incidencia es bastante elevada, existen algunas variables que no dependen tanto de las diferencias entre países como de los criterios utilizados para definir el trastorno de insomnio. En primer lugar, hay que distinguir entre insomnio agudo e insomnio crónico, que se refieren a índices diferentes. El insomnio agudo se define como el que dura menos de tres meses y el crónico como el que dura desde tres meses hasta toda la vida. Los diversos estudios epidemiológicos indican que la forma de corta duración afecta aproximadamente al 30 % de la población, mientras que la forma crónica, que es una verdadera enfermedad, oscila entre el 10 y el 15 %.

No existe un perfil del paciente insomne porque aún no se ha identificado un perfil estándar convincente. Sin embargo, en la actualidad se distingue entre pacientes con insomnio primario (cuando no se reconoce ninguna otra enfermedad como causa del mismo) y pacientes con insomnio secundario (cuando es causado por otras enfermedades). El insomnio primario se divide, a su vez, en insomnio sin causa identificable (para el que no se identifica una causa clara, sino que por lo regular se encuentra una etiología múltiple) e insomnio psicofísico (en el que los afectados están preocupados por una incapacidad percibida para dormir por la noche y en el que el trastorno está causado por un acontecimiento emocionalmente estresante). El insomnio secundario se divide en insomnio situacional transitorio (que suele asociarse a un cambio en el entorno de sueño o a un acontecimiento importante en la vida de la persona), insomnio asociado a trastornos mentales (como la depresión), insomnio asociado a trastornos neurológicos (como la demencia, la enfermedad de Parkinson o la epilepsia), insomnio asociado a otros trastornos médicos (como el dolor reumático o el asma) e insomnio dependiente del consumo de medicamentos, drogas y alcohol.

El insomnio también puede distinguirse en función del momento en que se produce. En este caso, tendremos insomnio de inicio (debido a la dificultad para conciliar el sueño), insomnio de mantenimiento (a causa de la elevada fragmentación del sueño) e insomnio de despertar precoz, aunque algunos pacientes pueden presentar las tres formas al mismo tiempo.

CONCLUSIÓN

Llegados a este punto, las agujas de nuestro reloj ya han dado una vuelta completa y nos dirigimos hacia el gong que marca el final de nuestro viaje en y con el tiempo. Mi principal objetivo al escribir este libro era educar y, sobre todo, suscitar curiosidad acerca de un tema poco explorado que forma parte fundamental de nuestra vida: los ritmos circadianos. Estoy segura de que, a partir de este momento, prestarás más atención a la hora a la que te acuestas, te levantas, comes o haces deporte. En particular, tengo la certeza de que incluso los búhos más empedernidos harán al menos algún esfuerzo por convertirse en alondras.

Este libro es, ante todo, un himno al tiempo, es decir, a la necesidad de tener en cuenta, en la vida cotidiana, que nuestro cuerpo y todas sus funciones danzan al compás de un ritmo preciso, que no podemos permitirnos desconocer. De hecho, está demostrado que "bailar a un ritmo diferente" al de nuestra música puede exponernos a diversas enfermedades como la obesidad, la diabetes *mellitus* de tipo 2, la hipercolesterolemia e incluso el temido cáncer. Con esta nueva conciencia, esforcémonos de vez en cuando por parar, respirar hondo, concentrarnos en nuestros sentimientos, ver si transmiten una sensación de paz o, por el contrario, de angustia, y preguntarnos si realmente estamos viviendo una vida de paz, "al ritmo de baile".

Intenta llegar siempre a lo más profundo de ti, donde se guarda tu libro de instrucciones: seguro que encuentras un pequeño capítulo que resume lo que he intentado transmitirte en estas páginas. Acurrúcate antes de dormir y sumérgete lentamente en el sueño, evitando caer en un mecanismo de encendido y apagado similar al que activamos al pulsar el interruptor de la luz. Y a la mañana siguiente, cuando el sol se filtre por las rendijas de las persianas, déjate calentar y afronta el día que nace con entusiasmo.

La sociedad actual lleva cada vez con menos frecuencia el reloj de la vida en la muñeca, prefiriendo tal vez el último *smartwatch*, que a primera vista podría parecer más eficiente, pero que, en realidad, podría llevar el tiempo a un ritmo distinto del nuestro. Así que permíteme imaginar un mundo diferente, donde los relojes sigan los ritmos circadianos, no nos aceleren, sino que solo nos proporcionen bienestar. La investigación avanza a pasos agigantados, y no descarto la posibilidad de que este sueño se haga realidad algún día, quizá no muy lejano. En tal caso, ¡espero ser yo quien te entregue el libro de instrucciones de esos nuevos relojes!

BIBLIOGRAFÍA

Introducción

Lopez-Minguez, J., Dashti, H. S., Madrid-Valero, J. J., *et al.*, "Heritability of the Timing of Food Intake", *Clin Nutr*, abril de 2019, 38(2): 767-73.

Capítulo 1. Ritmos circadianos

D'Ortous de Mairan, J. -J., *Histoire de l'Académie royale des sciences… avec les mémoires de mathématique & de physique… tirez des registres de cette Académie des sciences*, París, Imprimerie Dupont, 1729.

Gaudi, S., Zoraqi, G., Falbo, V., y Taruscio, D., "Orologi biologici circadiani. Meccanismi molecolari autorigeneranti che mantengono il ritmo", *Ann Ist Super Sanità*, 2000, 36(1): 99-109.

Gnocchi, D., Bruscalupi, G., "Circadian Rhythms and Hormonal Homeostasis: Pathophysiological Implications", *Biology*, marzo de 2017, 6(1): 10.

Halberg, F., Cornélissen, G., Katinas, G., *et al.*, "Transdisciplinary Unifying Implications of Circadian Findings in the 1950s", *J Circadian Rhythms*, 2003, 1: 2.

Lévi, F., "Circadian Chronotherapy for Human Cancers", *Lancet Oncol*, mayo de 2001, 2(5): 307-15.

Capítulo 2. Alteraciones del ritmo circadiano

Gaski, J. F., Sagarin, J., "Detrimental Effects of Daylight-Saving Time on SAT Scores", *JNPE*, febrero de 2011, 4(1): 44-53.

Capítulo 3. Cronotipos

Breus, M. J., *Il potere del quando. Scopri il tuo cronotipo e trova il momento giusto per tutto*, Milán, Vallardi, 2017.

Carrier, J., Monk, T. H., Buysse, D. J., y Kupfer, D. J., "Sleep and Morningness-Eveningness in the 'Middle' Years of Life (20-59 y)", *J Sleep Res*, diciembre de 1997, 6(4): 230-7.

Costa, R., Montagnese, S., *Gufi o allodole? Cosa sono e come funzionano gli orologi circadiani*, Boloña, il Mulino, 2020.

Jankowski, K. S., "Composite Scale of Morningness: Psychometric Properties, Validity with Munich ChronoType Questionnaire and Age/Sex Differences in Poland", *Eur Psychiatry*, enero de 2015, 30(1): 166-71.

Miguel, M., de Oliveira, V. C., Pereira, D., y Pedrazzoli, M., "Detecting Chronotype Differences Associated to Latitude: A Comparison between Horne-Östberg and

Munich Chronotype Questionnaires", *Ann Hum Biol*, marzo-abril de 2014, 41(2): 105-8.

Muscogiuri, G., Barrea, L., y Scannapieco, M., *et al.*, "The Lullaby of the Sun: The Role of Vitamin D in Sleep Disturbance", *Sleep Med*, febrero de 2019, 54: 262-5.

Randler, C., Prokop, P., Sahu, S., y Haldar, P., "Cross-Cultural Comparison of Seven Morningness and Sleep-Wake Measures from Germany, India and Slovakia", *Int J Psychol*, agosto de 2015, 50(4): 279-87.

Smith, M. R., Burgess, H. J., Fogg, L. F., e Eastman, C. I., "Racial Differences in the Human Endogenous Circadian Period", *PLOS One*, 30 de junio de 2009, 4(6): e6014.

Takeuchi, H., Inoue, M., Watanabe, N., *et al.*, "Parental Enforcement of Bedtime during Childhood Modulates Preference of Japanese Junior High School Students for Eveningness Chronotype", *Chronobiol Int*, septiembre de 2001, 18(5): 823-9.

Terman, M., y Terman, J. S., "Light Therapy for Seasonal and Nonseasonal Depression: Efficacy, Protocol, Safety, and Side Effects", *CNS Spectrums*, agosto de 2005, 10(8): 647-63.

Capítulo 4. Cronotipos y salud

Barrea, L., Muscogiuri, G., Pugliese, G., *et al.*, "Association of the Chronotype Score with Circulating Trimethylamine N-Oxide (TMAO) Concentrations", *Nutrients*, 14 de mayo de 2021, 13(5): 1671.

Barrea, L., Muscogiuri, G., Pugliese, G., *et al.*, "Chronotype: What Role in the Context of Gastroenteropancreatic Neuroendocrine Tumors?", *J Transl Med*, 30 de julio de 2021, 19(1): 324.

Barrea, L., Verde, L., Vetran, C., *et al.*, "Evening Chronotype Is Associated with Hormonal and Metabolic Disorders in Polycystic Ovary Syndrome", *J Pineal Res*, marzo de 2023, 74(2): e12844.

Docimo, A., Verde, L., Barrea, L., *et al.*, "Type 2 Diabetes: Also a 'Clock Matter'?", *Nutrients*, 16 de marzo de 2023, 15(6): 1427.

Muscogiuri, G., Barrea, L., Aprano, S., *et al.*, "Chronotype and Adherence to the Mediterranean Diet in Obesity: Results from the Opera Prevention Project", *Nutrients*, 9 de mayo de 2020, 12(5): 1354.

Verde, L., Barrea, L., Docimo, A., *et al.*, "Chronotype as a Predictor of Weight Loss and Body Composition Improvements in Women with Overweight or Obesity Undergoing a Very Low-Calorie Ketogenic Diet (VL-CKD)", *Clin Nutr*, 19 de mayo de 2023, 42(7): 1106-14.

Verde, L., Docimo, A., Chirico, G., *et al.*, "How Fast Do 'Owls' and 'Larks' Eat?", *Nutrients*, 16 de marzo de 2023, 15(6): 1437.

Vetrani, C., Barrea, L., Verde, L., *et al.*, "Evening Chronotype Is Associated with Severe NAFLD in Obesity", *Int J Obes (Lond)*, septiembre de 2022, 46(9): 1638-43.

Capítulo 5. Sueño y salud

Barrea, L., Pugliese, G., Framondi, L., *et al.*, "Does Sars-Cov-2 Threaten Our Dreams? Effect of Quarantine on Sleep Quality and Body Mass Index", *J Transl Med*, 18 de agosto de 2020, 18(1): 318.

Muscogiuri, G., Barrea, L., Aprano, S., *et al.*, "Sleep Quality in Obesity: Does Adherence to the Mediterranean Diet Matter?", *Nutrients*, 10 de mayo de 2020, 12(5): 1364.

Nikbakhtian, S., Reed, A. B., Obika, B. D., *et al.*, "Accelerometer-Derived Sleep Onset Timing and Cardiovascular Disease Incidence: A UK Biobank Cohort Study", *Eur Heart J Digit Health*, 9 de noviembre de 2021, 2(4): 658-66.

Capítulo 6. La mañana: los buenos días de las hormonas

Edinburgh, R. M., Bradley, H. E., Abdullah, N. -F., *et al.*, "Lipid Metabolism Links Nutrient-Exercise Timing to Insulin Sensitivity in Men Classified as Overweight or Obese", *J Clin Endocrinol Metab*, 1° de marzo de 2020, 105(3): 660-76.

Kahleova, H., Lloren, J. I., Mashchak, A., *et al.*, "Meal Frequency and Timing Are Associated with Changes in Body Mass Index in Adventist Health Study 2", *J Nutr*, septiembre de 2017, 147(9): 1722-8.

Pendergrast, L. A., Lundell, L. S., Ehrlich, A. M., *et al.*, "Time of Day Determines Postexercise Metabolism in Mouse Adipose Tissue", *Proc Natl Acad Sci USA*, 21 de febrero de 2023, 120(8): e2218510120.

Capítulo 7. La tarde: la hora de la siesta

Cai, H., Su, N., Li, W., *et al.*, "Relationship between Afternoon Napping and Cognitive Function in the Ageing Chinese Population", *Gen Psychiatr*, 25 de enero de 2021, 34(1): e100361.

Capítulo 8. La noche: ¿sueño bifásico o continuo?

Angier, N., "Modern Life Suppresses an Ancient Body Rhythm", *The New York Times*, 14 de marzo de 1995.

Ekirch, R. A., *At Day's Close: A History of Nighttime*, Londres, Orion, 2022.

Hegarty, S., "The Myth of the Eight-Hour Sleep", BBC *News*, 22 de febrero de 2012.

Moyer, J. D., "Sleep Experiment–A Month with No Artificial Light". Consultado en https://www.jdmoyer.com/2010/03/04/sleep-experiment-amonth-with-th-no-artificial-light/, 4 de marzo de 2010.

St-Onge, M. P., Roberts, A., Shechter, A., y Choudhury, A. R., "Fiber and Saturated Fat Are Associated with Sleep Arousals and Slow Wave Sleep", *J Clin Sleep Med*, enero de 2016, 12(1): 19-24.

Capítulo 9. La crononutrición

Borrel, M., *I segreti della cronobiologia*, Milán, Sperling & Kupfer, 2017.

Cahill, L. E., Chiuve, S. E., Mekary, R. A., *et al.*, "Prospective Study of Breakfast Eating and Incident Coronary Heart Disease in a Cohort of Male US Health Professionals", *Circulation*, 23 de julio de 2013, 128(4): 337-43.

Garaulet, M., Gómez-Abellán, P., Alburquerque-Béjar, J. J., *et al.*, "Timing of Food Intake Predicts Weight Loss Effectiveness", *Int J Obes*, abril de 2013, 37(4): 604-11.

Capítulo 10. **Bebés y niños**

Riggins, T., y Spencer, R. M. C., "Habitual Sleep Is Associated with Both Source Memory and Hippocampal Subfield Volume During Early Childhood", *Scientific Reports*, 17 de septiembre de 2020, 10(1): 15304.

Capítulo 11. **Adolescentes**

Goldin, A. P., Sigman, M., Braier, G., *et al.*, "Interplay of Chronotype and School Timing Predicts School Performance", *Nat Hum Behav*, abril de 2020, 4(4): 387-96.

Capítulo 12. **Mujeres embarazadas**

Araújo Gontijo, C., Borges Macedo Cabral, B., Tibiletti Balieiro, L. C., *et al.*, "Time-Related Eating Patterns and Chronotype Are Associated with Diet Quality in Pregnant Women", *Chronobiol Int*, enero de 2019, 36(1): 75-84.
Cassidy, E. M., Bailey, C. P., Napolitano, M. A., y Vyas, A. N., "Sleep Duration and Chronotype of Pregnant Women in the United States: An Online Cross-Sectional Survey Study", *Prev Med Rep*, febrero de 2023, 31(6): 102088.
Charifson, M., Ghassabian, A., Seok, E., *et al.*, "Chronotype and Sleep Duration Interact to Influence Time to Pregnancy: Results from a New York City Cohort", *Sleep Health*, agosto de 2023, 9(4): 467-74.
Martin-Fairey, C. A., Zhao, P., Wan, L., *et al.*, "Pregnancy Induces an Earlier Chronotype in Both Mice and Women", *J Biol Rhythms*, junio de 2019, 34(3): 323-31.

Tibiletti Balieiro, L. C., Araújo Gontijo, C., Pereira Marot, L., *et al.*, "Is Chronotype Associated with Dietary Intake and Weight Gain during Pregnancy? A Prospective and Longitudinal Study", *Nutrition*, febrero de 2022, 94: 111530.

Zhao, P., Bedrick, B. S., Brown, K. E., *et al.*, "Sleep Behavior and Chronotype Before and Throughout Pregnancy", *Sleep Med*, junio de 2022, 94: 54-62.

Capítulo 13. Madres primerizas

Ameratunga, D., Goldin, J., y Hickey, M., "Sleep Disturbance in Menopause", *Int Medical J*, julio de 2012, 42(7): 742-7.

Caba-Flores, M. D., Ramos-Ligonio, A., Camacho-Morales, A., *et al.*, "Breast Milk and the Importance of Chrononutrition", *Front Nutr*, 12 de mayo de 2022, 9: 867507.

Hahn-Holbrook, J., Saxbe, D., Bixby, C., *et al.*, "Human Milk as 'Chrononutrition': Implications for Child Health and Development", *Pediatric Res*, 2019, 85(7): 936-42.

Lyu, J., Ye, X., Yiting, C., *et al.*, "Children's Sleep May Depend on Maternal Sleep Duration During Pregnancy: A Retrospective Study", *Nature and Science of Sleep*, 10 de marzo de 2020, 12: 197-207.

Paulaviciene, I. J., Liubsys, A., Molyte, A., *et al.*, "Circadian Changes in the Composition of Human Milk Macronutrients Depending on Pregnancy Duration: A Cross-Sectional Study", *Int Breastfeed J*, 25 de mayo de 2020, 15(1): 49.

Tenório Andrade Correia, L., Gomes Coimbra, D., Leite Góes Gitaí, D., *et al.*, "Associations between Chronotype, Sleep Quality, Maternal Mental Health, and

Child Development in Mother-Infant Dyads", *Sleep Med*, junio de 2023, 106: 90-6.

Yamazaki, A., Lee, K. A., Kennedy, H. P., Weiss, S. J., "Parent Chronotypes and Sleeping and Crying/Fussing in 4-5 Week Infants", *Sleep and Biological Rhythms*, 2005, 3(3): 158-61.

Capítulo 14. Mujeres en menopausia

Barrea, L., Vetrani, C., Altieri, B., *et al.*, "The Importance of Being a 'Lark' in Post-Menopausal Women with Obesity: A Ploy to Prevent Type 2 Diabetes Mellitus?", *Nutrients*, 25 de octubre de 2021, 13(11): 3762.

Gava, G., Orsili, I., Alvisi, S., *et al.*, "Cognition, Mood and Sleep in Menopausal Transition: The Role of Menopause Hormone Therapy", *Medicina*, 1º de octubre de 2019, 55(10): 668.

Gómez-Santos, C., Bandín Saura, C., Lucas, J. A. R., *et al.*, "Menopause Status Is Associated with Circadian and Sleep-Related Alterations", *Menopause*, junio de 2016, 23(6): 682-90.

Italianer, M. F., Naninck, E. F. G., Roelants, J. A., *et al.*, "Circadian Variation in Human Milk Composition: A Systematic Review", *Nutrients*, 4 de agosto de 2020, 12(8): 2328.

Pines, A., "Circadian Rhythm and Menopause", *Climacteric*, diciembre de 2016, 19(6): 551-2.

Polimeni, A., "Menopausa, disturbi del sonno, squilibrio psico-neuro-endocrino-immunologico (P.N.E.I.), aging e patologie correlate", *Bollettino di Ginecologia Endocrinologica*, 2012, 6: 42-51.

Semenova, N. V., Madaeva, I. M., Kolesnikova, L. I., "Insomnia and Circadian Rhythms of Melatonin in Menopausal Women", *Acta Biomedica Scientifica*, 2018, 3(5): 16-21.

Verde, L., Barrea, L., Vetrani, C., *et al.*, "Chronotype and Sleep Quality in Obesity: How Do They Change After Menopause?", *Curr Obes Rep*, diciembre de 2022, 11(4): 254-62.

Von Behren, J., Hurley, S., Goldberg, D., *et al.*, "Chronotype and Risk of Post-Menopausal Endometrial Cancer in the California Teachers Study", *Chronobiol Int*, agosto de 2021, 38(8): 1151-61.

Capítulo 15. Las personas mayores

Didikoglu, A., Maharani A., Payton, A., *et al.*, "Longitudinal Change of Sleep Timing: Association between Chronotype and Longevity in Older Adults", *Chronobiol Int*, septiembre de 2019, 36(9): 1285-300.